INDICE

- Cibi fritti e ad alto contenuto di grassi saturi
    - Alcol e bevande zuccherate

5. Pianificazione dei pasti
    - Esempi di colazioni, pranzi e cene antiinfiammatorie
    - Consigli per lo spuntino

6. Integratori utili
    - Omega-3
    - Curcuma
    - Probiotici

7. Strategie per ridurre lo stress
    - Importanza del rilassamento e della gestione dello stress
    - Tecniche di respirazione e meditazione

8. Esempio di piano settimanale
    - Menu dettagliato per una settimana
    - Ricette antiinfiammatorie

9. Consigli per il mantenimento a lungo termine
    - Come mantenere uno stile di vita antiinfiammatorio
    - Monitoraggio dei risultati e aggiustamenti necessari

10. Conclusioni

- Riepilogo dei benefici della dieta antiinfiammatoria
    - Incoraggiamento per l'adesione continua.

INDICE RICETTE

1. Insalata di quinoa e verdure miste con avocado

2. Salmone al forno con salsa di agrumi

3. Pollo alla griglia con salsa di curcuma e zenzero

4. Zuppa di lenticchie rosse con carote e zenzero

5. Insalata di spinaci con fragole, mandorle e aceto balsamico

6. Salmone alla griglia con salsa di avocado e lime
7. Tacos di pesce con salsa di mango e peperoncino

8. Zuppa di verdure con cannellini e curcuma

9. Insalata di quinoa con pomodori, cetrioli e olive

10. Petto di pollo alla griglia con salsa di peperoncino e limone

11. Polpette di tacchino con salsa di pomodoro e basilico

12. Guacamole fatto in casa con chips di verdure

13. Salmone marinato al limone e rosmarino

14. Risotto integrale con funghi misti e prezzemolo

15. Insalata di avocado, pomodoro e cetriolo con vinaigrette di limone

Spero che queste ricette possano essere di ispirazione per una dieta antiinfiammatoria gustosa e nutriente!

Capitolo 1
Introduzione

- Obiettivi della dieta antiinfiammatoria
- Principi guida per seguire la dieta

L'infiammazione è una risposta naturale del corpo a stimoli dannosi o irritanti, come infezioni o lesioni. Tuttavia, quando diventa cronica, l'infiammazione può contribuire allo sviluppo di numerose condizioni di salute, tra cui malattie cardiache, diabete, artrite e persino alcune forme di cancro. La dieta svolge un ruolo cruciale nel moderare l'infiammazione nel corpo.

Obiettivi della dieta antiinfiammatoria

Una dieta antiinfiammatoria mira a ridurre l'infiammazione cronica nel corpo, fornendo sostanze nutritive che aiutano a controllare la risposta infiammatoria. Gli obiettivi principali di questa dieta includono:

1. Ridurre l'infiammazione: Scegliere alimenti ricchi di antiossidanti, acidi grassi omega-3 e altri nutrienti che hanno dimostrato di ridurre l'infiammazione nel corpo.
2. Bilanciare l'indice glicemico: Limitare gli
2. alimenti ad alto contenuto di zuccheri
2. aggiunti e carboidrati raffinati che
2. possono innescare picchi glicemici e

aumentare l'infiammazione.

3. Favorire la salute intestinale: Consumare alimenti ricchi di fibre, prebiotici e probiotici per sostenere la salute del microbiota intestinale, che è fondamentale per la regolazione dell'infiammazione.

4. Ridurre il consumo di alimenti proinfiammatori: Evitare cibi ricchi di grassi saturi, grassi trans, zuccheri aggiunti e sostanze chimiche artificiali, che possono contribuire all'infiammazione nel corpo.

5. Promuovere il peso corporeo sano: Mantenere un peso corporeo sano attraverso una dieta bilanciata e l'esercizio fisico può ridurre l'infiammazione associata all'obesità.

6. Migliorare la salute cardiovascolare: Optare per alimenti che supportano la salute del cuore, come pesce ricco di omega-3, frutta e verdura, può ridurre il rischio di infiammazione e malattie cardiovascolari.

7. Fornire nutrimento completo: Assicurarsi di ottenere una varietà di nutrienti essenziali, compresi vitamine, minerali e antiossidanti, per sostenere la salute generale e la risposta infiammatoria del corpo.

Adottare una dieta antiinfiammatoria può non solo aiutare a ridurre i sintomi di condizioni infiammatorie esistenti ma anche a promuovere la salute generale e il benessere a lungo termine. L'infiammazione è un processo fisiologico complesso che il corpo attiva in risposta a danni, irritazioni o invasione da parte di agenti patogeni come batteri, virus o tossine. In condizioni normali, l'infiammazione è una risposta protettiva e temporanea che aiuta il corpo a guarire e a difendersi dalle minacce esterne. Tuttavia, quando l'infiammazione diventa cronica e persiste nel tempo, può portare a gravi conseguenze per la salute. L'infiammazione cronica è spesso associata a una serie di malattie croniche, tra cui malattie cardiache, diabete, obesità, artrite reumatoide, malattie autoimmuni e persino alcuni tipi di cancro. In queste condizioni, il sistema immunitario attiva in modo inappropriato l'infiammazione, danneggiando i tessuti sani e causando sintomi persistenti.

La dieta svolge un ruolo fondamentale nel regolare l'infiammazione nel corpo. Alcuni alimenti possono alimentare l'infiammazione, mentre altri possono aiutare a ridurla. Una dieta antiinfiammatoria si concentra su alimenti che hanno dimostrato di avere proprietà antinfiammatorie, come frutta e verdura ricche di antiossidanti, grassi sani come quelli presenti negli oli vegetali e nel pesce, cereali integrali, legumi e spezie come curcuma, zenzero e cannella.

Evitare alimenti ad alto contenuto di zuccheri aggiunti, grassi saturi e trans, cibi altamente processati e sostanze chimiche artificiali è anche importante per ridurre l'infiammazione nel corpo.

Oltre alla dieta, altri fattori come lo stress, l'attività fisica, il sonno e lo stile di vita generale possono influenzare l'infiammazione. La gestione dello stress, il riposo adeguato e l'esercizio regolare possono tutti contribuire a ridurre l'infiammazione e a promuovere il benessere generale.

Adottare una dieta antiinfiammatoria e uno stile di vita sano può giocare un ruolo significativo nel mantenere l'infiammazione sotto controllo e nella prevenzione di malattie croniche all'infiammazione. Consultare sempre un professionista della salute prima di apportare cambiamenti significativi alla propria dieta o al proprio stile di vita.

Ecco alcuni principi guida per seguire una dieta antiinfiammatoria:

1. Priorità agli alimenti naturali: Scegliere alimenti freschi e non processati è fondamentale. Questi includono frutta, verdura, cereali integrali, legumi, noci, semi e proteine magre come pesce, pollo e tofu.

2. Alimenti ricchi di antiossidanti: Favorire alimenti ricchi di antiossidanti, come frutti di bosco, agrumi, verdure a foglia verde scuro, pomodori, peperoni e frutta secca. Gli antiossidanti aiutano a combattere lo stress ossidativo e a ridurre l'infiammazione nel corpo.

3. Grassi sani: Preferire grassi sani come quelli presenti negli oli vegetali (olio d'oliva, olio di semi di lino), avocado, noci e semi. Questi grassi mono e polinsaturi hanno proprietà antinfiammatorie e sono benefici per la salute cardiovascolare.

4. Limitare gli zuccheri aggiunti e i carboidrati raffinati: Ridurre il consumo di zuccheri aggiunti

e carboidrati raffinati come pane bianco, pasta e dolci. Questi alimenti possono innescare picchi glicemici e aumentare l'infiammazione nel corpo.

5. Spezie e erbe aromatiche: Aggiungere spezie come curcuma, zenzero, cannella, peperoncino e rosmarino alle preparazioni culinarie. Queste spezie hanno dimostrato proprietà antinfiammatorie e possono contribuire a ridurre l'infiammazione nel corpo.

6. Ridurre il consumo di carne rossa e processata: Limitare il consumo di carne rossa e carne processata, che sono associate a un aumento dell'infiammazione nel corpo. Optare per fonti proteiche magre come pesce, pollame, legumi e tofu.

7. Bere abbondante acqua: Mantenere un'adeguata idratazione bevendo abbondante acqua durante il giorno. L'acqua svolge un ruolo importante nel mantenere il corpo idratato e nell'aiutare a eliminare le tossine che possono contribuire all'infiammazione.

8. Bilanciare l'alimentazione: Assicurarsi di ottenere una varietà di nutrienti essenziali attraverso una dieta bilanciata. Consumare una vasta gamma di alimenti colorati può aiutare a

garantire un apporto ottimale di vitamine, minerali e antiossidanti.

Segui questi principi guida può aiutare a ridurre l'infiammazione nel corpo e a promuovere la salute generale. È importante consultare un professionista della salute prima di apportare cambiamenti significativi alla propria dieta.

Capitolo 2
Fondamenti della dieta antiinfiammatoria
L'infiammazione è una risposta complessa del sistema immunitario che può essere sia utile che dannosa per il corpo umano. In condizioni normali, l'infiammazione è una risposta temporanea e protettiva del corpo a lesioni, infezioni o irritazioni. Tuttavia, quando diventa cronica, l'infiammazione può contribuire allo sviluppo di numerose malattie croniche, tra cui malattie cardiache, diabete, artrite reumatoide e persino alcuni tipi di cancro.

La dieta svolge un ruolo fondamentale nella regolazione dell'infiammazione nel corpo. Alcuni alimenti possono alimentare l'infiammazione, mentre altri possono aiutare a ridurla. La dieta antiinfiammatoria si concentra su alimenti che hanno dimostrato di avere proprietà antinfiammatorie e che possono contribuire a mantenere sotto controllo l'infiammazione cronica nel corpo.

L'Infiammazione nel Corpo Umano
Per comprendere appieno l'importanza della dieta antiinfiammatoria, è essenziale

comprendere il ruolo dell'infiammazione nel corpo umano. Quando il corpo rileva una minaccia, come una ferita o un'infezione, il sistema immunitario invia cellule specializzate, chiamate globuli bianchi, nell'area interessata per combattere l'infezione e promuovere la guarigione. Questa risposta immunitaria è nota come infiammazione.

Durante l'infiammazione, il corpo rilascia sostanze chimiche chiamate citochine, che aiutano a coordinare la risposta immunitaria e ad attivare altre cellule del sistema immunitario. Questo processo porta a sintomi tipici dell'infiammazione, come arrossamento, gonfiore, calore e dolore nell'area colpita.

Infiammazione Acuta vs. Infiammazione Cronica Esistono due tipi principali di infiammazione: l'infiammazione acuta e l'infiammazione cronica.

Infiammazione acuta: è una risposta temporanea del corpo a danni o infezioni localizzate. Una volta che la minaccia è stata neutralizzata e il processo di guarigione è completato, l'infiammazione acuta diminuisce e il corpo ritorna al suo stato normale.

Infiammazione cronica: è una forma di infiammazione a lungo termine che persiste nel tempo. Può essere causata da una serie di fattori, tra cui infezioni persistenti, stress cronico, obesità, alimentazione poco salutare e altre condizioni di salute croniche. L'infiammazione cronica è spesso silenziosa e può contribuire allo sviluppo di malattie croniche gravi.

Alimenti che Favoriscono l'Infiammazione
Molti alimenti presenti nella dieta occidentale moderna possono promuovere l'infiammazione nel corpo. Alcuni di questi includono:

Alimenti ad alto contenuto di zuccheri aggiunti: Come dolci, bevande zuccherate, cibi trasformati e snack dolci. L'eccesso di zuccheri può innescare picchi glicemici e favorire l'infiammazione nel corpo.

Grassi saturi e trans: Presenti in alimenti come carne rossa grassa, alimenti fritti, burro, formaggio e cibi trasformati. Questi grassi possono attivare la produzione di citochine infiammatorie nel corpo.

Cibi altamente processati: Come cibi confezionati, fast food e snack trasformati. Questi alimenti spesso contengono ingredienti artificiali, conservanti e additivi che possono aumentare l'infiammazione.

Alcol: L'abuso di alcol può danneggiare il fegato e aumentare l'infiammazione nel corpo. Il consumo eccessivo di alcol è associato a un rischio aumentato di malattie croniche, comprese malattie cardiache e diabete.

Cibi ricchi di sodio: L'eccesso di sodio può contribuire all'infiammazione nel corpo e aumentare il rischio di ipertensione e malattie cardiache.

Alimenti Antiinfiammatori e loro Benefici
D'altra parte, ci sono numerosi alimenti che hanno dimostrato di avere proprietà antinfiammatorie e che possono aiutare a ridurre l'infiammazione nel corpo. Alcuni di questi includono:

Frutta e Verdura: Sono ricchi di vitamine, minerali, antiossidanti e fibre che aiutano a ridurre l'infiammazione nel corpo. In particolare, le bacche, gli agrumi, le verdure a foglia verde scuro, i pomodori e i peperoni sono ricchi di antiossidanti che combattono l'infiammazione.

Cereali Integrali: Come avena, riso integrale, quinoa e farro. Questi alimenti sono ricchi di fibre e nutrienti che possono contribuire a ridurre l'infiammazione e a promuovere la salute digestiva.

Legumi: Come fagioli, lenticchie e ceci. Sono una fonte eccellente di proteine vegetali, fibre e antiossidanti che possono aiutare a ridurre l'infiammazione nel corpo.

Pesce Grassi: Come salmone, sgombro, sardine e aringhe. Sono ricchi di acidi grassi omega-3, che hanno potenti proprietà antinfiammatorie e sono benefici per la salute cardiaca.

Olio d'Oliva: È ricco di grassi monoinsaturi e antiossidanti, come l'oleocantale, che hanno dimostrato di avere effetti antinfiammatori nel corpo.

Noci e Semi: Come noci, mandorle, semi di lino e semi di chia. Sono ricchi di acidi grassi omega-3, fibre e antiossidanti che possono contribuire a ridurre l'infiammazione e a migliorare la salute cardiaca.

Spezie e Erbe Aromatiche: Come curcuma, zenzero, cannella, peperoncino e rosmarino. Queste spezie contengono composti attivi

Capitolo 3:
Alimenti da Includere nella Dieta Antiinfiammatoria

Una dieta antiinfiammatoria si concentra sull'inclusione di alimenti ricchi di nutrienti che hanno dimostrato di avere potenti proprietà antinfiammatorie. Incorporando una vasta gamma di alimenti naturali e non processati, è possibile ridurre l'infiammazione nel corpo e promuovere la salute generale.

Frutta e Verdura Ricche di Antiossidanti

Frutta e verdura colorate sono tra gli alimenti più importanti nella dieta antiinfiammatoria. Sono ricchi di vitamine, minerali, fibre e antiossidanti che aiutano a combattere lo stress ossidativo e ridurre l'infiammazione nel corpo.

- Frutti di Bosco: Fragole, mirtilli, lamponi e more sono particolarmente ricchi di antiossidanti come la vitamina C e i polifenoli, che possono aiutare a ridurre l'infiammazione.
- Agrumi: Arance, mandarini, limoni e lime sono ricchi di vitamina C, un potente antiossidante che può contribuire a ridurre l'infiammazione e sostenere il sistema immunitario.
- Verdure a Foglia Verde Scuro: Spinaci,
- cavolo riccio, bietole e rucola sono ricchi
- di vitamine, minerali e antiossidanti che

- possono aiutare a ridurre l'infiammazione e promuovere la salute del cuore.
- Pomodori: Sono ricchi di licopene, un potente antiossidante che ha dimostrato di avere effetti antinfiammatori nel corpo.
- Peperoni: Sono ricchi di vitamina C e altri antiossidanti che possono aiutare a ridurre l'infiammazione e sostenere la salute del sistema immunitario.

Cereali Integrali

I cereali integrali sono una fonte importante di fibre, vitamine del gruppo B e minerali che possono contribuire a ridurre l'infiammazione nel corpo.

- Avena: È ricca di fibre solubili che aiutano a ridurre l'infiammazione e a migliorare la salute digestiva.
- Riso Integrale: È una fonte eccellente di fibre, vitamine del gruppo B e minerali che possono contribuire a ridurre l'infiammazione e a promuovere la salute del cuore.
- Quinoa: È una fonte completa di proteine e ricca di fibre, vitamine e minerali che possono aiutare a ridurre l'infiammazione e sostenere la salute generale.
- Farro: È ricco di fibre e nutrienti che possono aiutare a ridurre l'infiammazione e a migliorare la salute digestiva.

Fonti Proteiche Magre

Le proteine magre sono importanti nella dieta antiinfiammatoria e possono includere pesce, pollame, legumi e tofu.

- Pesce: Salmone, sgombro, sardine e aringhe sono ricchi di acidi grassi omega-3, che hanno potenti proprietà antinfiammatorie e sono benefici per la salute del cuore.
- Pollo: È una fonte magra di proteine che può essere inclusa nella dieta antiinfiammatoria.
- Legumi: Fagioli, lenticchie, ceci e piselli sono ricchi di proteine, fibre e nutrienti che possono aiutare a ridurre l'infiammazione e migliorare la salute digestiva.
- Tofu: È una fonte di proteine vegetali che può essere inclusa nella dieta antiinfiammatoria per aggiungere varietà e nutrimento.

Grassi Sani

I grassi sani sono cruciali nella dieta antiinfiammatoria e possono essere trovati in oli vegetali, avocado, noci e semi.

- Olio d'Oliva: È ricco di grassi monoinsaturi e antiossidanti che hanno dimostrato di avere effetti antinfiammatori nel corpo.

- Avocado: È ricco di grassi monoinsaturi, fibre e potassio che possono aiutare a ridurre l'infiammazione e migliorare la salute del cuore.
- Noci e Semi: Come noci, mandorle, semi di lino e semi di chia sono ricchi di acidi grassi omega-3, fibre e antiossidanti che possono contribuire a ridurre l'infiammazione nel corpo.
- Pesce Grassi: Come salmone, sgombro, sardine e aringhe sono ricchi di acidi grassi omega-3, che hanno potenti proprietà antinfiammatorie e sono benefici per la salute del cuore.

Spezie e Erbe Aromatiche

Le spezie e le erbe aromatiche sono ricche di composti attivi che hanno dimostrato di avere effetti antinfiammatori nel corpo.

- Curcuma: Contiene il composto attivo curcumina, che ha potenti proprietà antinfiammatorie e può aiutare a ridurre l'infiammazione nel corpo.
- Zenzero: Contiene il composto attivo gingerolo, che ha dimostrato di avere effetti antinfiammatori e può aiutare a ridurre il dolore e l'infiammazione.
- Cannella: Contiene polifenoli che hanno
- dimostrato di avere effetti

- antinfiammatori e possono contribuire a ridurre l'infiammazione nel corpo.
- Peperoncino: Contiene capsaicina, un composto che ha dimostrato di avere effetti antinfiammatori e può aiutare a ridurre il dolore e l'infiammazione.

Integrare una varietà di questi alimenti nella propria dieta può aiutare a ridurre l'infiammazione nel corpo e a promuovere la salute generale. È importante consultare un professionista della salute prima di apportare cambiamenti significativi alla propria dieta, specialmente se si hanno condizioni mediche preesistenti.

Capitolo 4:
Alimenti da Evitare nella Dieta Antiinfiammatoria

Se da un lato abbiamo discusso degli alimenti che sono fondamentali per una dieta antiinfiammatoria, è altrettanto importante comprendere quali alimenti dovrebbero essere evitati o limitati per ridurre l'infiammazione nel corpo. Questi alimenti possono contribuire all'infiammazione cronica e aumentare il rischio di sviluppare malattie croniche. Esaminiamo quindi gli alimenti da evitare nella dieta antiinfiammatoria e il motivo per cui dovrebbero essere ridotti o eliminati.

1. Zuccheri Aggiunti

Gli zuccheri aggiunti, come quelli presenti nei dolci, nelle bevande zuccherate, nei cibi trasformati e nei snack confezionati, sono tra i principali colpevoli dell'infiammazione nel corpo. Il consumo eccessivo di zuccheri può innescare picchi glicemici, promuovendo così l'infiammazione cronica. Inoltre, gli zuccheri aggiunti possono alimentare la crescita di batteri nocivi nell'intestino, compromettendo l'equilibrio della flora intestinale e aumentando l'infiammazione.

2. Grassi Saturi e Grassi Trans

I grassi saturi sono principalmente presenti in alimenti di origine animale come carne rossa grassa, burro, formaggio e latticini interi. I grassi trans sono presenti principalmente in alimenti trasformati come snack fritti, prodotti da forno, fast food e margarina. Entrambi i tipi di grassi possono attivare la produzione di citochine infiammatorie nel corpo, contribuendo così all'infiammazione cronica e aumentando il rischio di malattie cardiovascolari, diabete e obesità.

3. Cibi Altamente Processati
I cibi altamente processati, come cibi confezionati, fast food e snack trasformati, sono spesso ricchi di zuccheri aggiunti, grassi saturi, grassi trans, sale e additivi artificiali. Questi alimenti possono aumentare l'infiammazione nel corpo, compromettendo la salute generale e aumentando il rischio di malattie croniche. Scegliere alimenti freschi e non processati è fondamentale per ridurre l'infiammazione e promuovere la salute.

4. Alcol
L'alcol è noto per avere effetti negativi sulla salute, compreso l'aumento dell'infiammazione nel corpo. Il consumo

eccessivo di alcol può danneggiare il fegato, aumentare la permeabilità intestinale e alterare l'equilibrio della flora intestinale, contribuendo così all'infiammazione cronica nel corpo. Ridurre o evitare il consumo di alcol è importante per mantenere sotto controllo l'infiammazione e promuovere la salute generale.

5. Cibi Ricchi di Sodio
Il sodio è un minerale che si trova naturalmente in molti alimenti, ma è anche presente in grandi quantità in alimenti altamente processati come snack, cibi confezionati e cibi da fast food. Il consumo eccessivo di sodio può aumentare la pressione sanguigna, danneggiare i vasi sanguigni e aumentare l'infiammazione nel corpo. Ridurre il consumo di alimenti ricchi di sodio è importante per la salute cardiovascolare e per ridurre l'infiammazione nel corpo.

6. Carne Rossa e Carne Processata
La carne rossa e la carne processata sono state associate a un aumento dell'infiammazione nel corpo. La carne rossa è ricca di grassi saturi e colesterolo, mentre la carne processata contiene anche grassi trans e conservanti chimici che possono promuovere l'infiammazione.

Ridurre il consumo di carne rossa e carne processata può aiutare a ridurre l'infiammazione e a promuovere la salute generale.

Evitare o limitare il consumo di questi alimenti può contribuire a ridurre l'infiammazione nel corpo e a promuovere la salute generale. In generale, una dieta antiinfiammatoria si concentra sull'inclusione di alimenti freschi e non processati, ricchi di nutrienti e antiossidanti che possono aiutare a ridurre l'infiammazione nel corpo. È importante consultare un professionista della salute prima di apportare cambiamenti significativi alla propria dieta, specialmente se si hanno condizioni mediche preesistenti.

Capitolo 5:
Esempi Pratici di Menu per una Dieta
Antiinfiammatoria

Adottare una dieta antiinfiammatoria non
significa privarsi del gusto e della varietà. Al
contrario, offre un'ampia gamma di alimenti
deliziosi e nutrienti che possono aiutare a ridurre
l'infiammazione nel corpo e a promuovere la
salute generale. In questo capitolo, esploreremo
alcuni esempi pratici di menu per una dieta
antiinfiammatoria che possono essere facilmente
incorporati nella vita quotidiana.

Giorni Feriali

Colazione:
· Smoothie Verde: Miscela di spinaci freschi,
  avocado, banana, ananas e latte di mandorle.
· Farina d'avena alla Mela e Cannella: Farina
  d'avena cotta con latte di cocco, mela a dadini,
  cannella e una spruzzata di semi di chia.
Spuntino Mattutino:
· Mandorle e Bacche Fresche: Mandorle tostate e
  bacche fresche miste come fragole, mirtilli e
  lamponi.
Pranzo:
· Insalata di Quinoa e Verdure: Quinoa cotta con
· pomodori ciliegia, cetrioli, avocado, fagioli neri e
· condita con un vinaigrette di olio d'oliva, limone

- e erbe aromatiche.
- Frutta Fresca: Una miscela di arance, kiwi e melograno come dessert.

Spuntino Pomeridiano:

- Crudités e Hummus: Bastoncini di carote, sedano e peperoni con hummus fatto in casa.

Cena:

- Salmone al Forno: Salmone al forno con una crosta di erbe aromatiche e limone.
- Asparagi Grigliati: Asparagi grigliati con olio d'oliva, aglio e pepe nero.
- Quinoa al Timo: Quinoa cotta con timo fresco, succo di limone e prezzemolo.
- Macedonia di Frutta: Una selezione di frutta di stagione come mango, ananas e kiwi.
-

Giorni Festivi

Colazione:

- Toast di Avocado: Pane integrale tostato con avocado schiacciato, pomodoro a fette e un filo di olio d'oliva.
- Smoothie Bowl: Una ciotola di smoothie alla banana con granola fatta in casa, frutti di bosco e cocco grattugiato.

Spuntino Mattutino:

- Mandorle Glassate al Miele: Mandorle tostate con una leggera spruzzata di miele e cannella.

Pranzo:

- Insalata di Quinoa e Avocado: Quinoa cotta con avocado a dadini, fagioli neri, mais, pomodorini e un condimento cremoso a base di yogurt greco e lime.
- Zuppa di Pomodoro e Basilico: Zuppa di pomodoro fatta in casa con pomodori freschi, basilico e aglio.
- Bruschette all'Aglio: Fette di pane integrale grigliate con aglio schiacciato, pomodorini, basilico e olio d'oliva extravergine.

Spuntino Pomeridiano:

- Macedonia di Frutta Fresca: Una miscela di mango, fragole e melograno con un po' di succo di lime.

Cena:

- Pollo alla Griglia con Salsa di Erbe Fresche: Petto di pollo alla griglia con salsa di prezzemolo, basilico, aglio e limone.
- Patate Dolci al Forno: Patate dolci al forno con una spolverata di paprika affumicata.
- Insalata di Barbabietola e Rucola: Barbabietola cotta al forno con rucola fresca, noci tostate e formaggio di capra.
- Gelato alla Frutta Fatto in Casa: Gelato alla fragola fatto in casa con fragole fresche, yogurt greco e un tocco di miele.
-

Opzioni per la Settimana

Per mantenere la varietà e garantire
un'adeguata nutrizione, è utile pianificare i pasti
per l'intera settimana. Ecco alcune altre opzioni
che possono essere considerate per una dieta
antiinfiammatoria:

- Piatti a Base di Pesce: Include una varietà
  di pesce grasso come salmone, sgombro,
  sardine e aringhe. Questi sono ricchi di
  acidi grassi omega-3 che hanno potenti
  proprietà antinfiammatorie.
- Cibi Fermentati: Come yogurt naturale,
  kefir, crauti e kimchi. Questi alimenti sono
  ricchi di probiotici benefici per la salute
  intestinale, che possono contribuire a
  ridurre l'infiammazione nel corpo.
- Frutta Secca e Semi: Come noci, mandorle,
  semi di lino e semi di chia. Sono ricchi di
  acidi grassi omega-3, fibre e antiossidanti
  che possono contribuire a ridurre
  l'infiammazione nel corpo.

Conclusione
Seguire una dieta antiinfiammatoria non
deve essere complicato o noioso. Con un po' di
pianificazione e creatività, è possibile creare pasti
deliziosi e nutrienti che aiutano a ridurre
l'infiammazione nel corpo e promuovono la
salute generale. Sperimentare con nuove ricette
e ingredienti può rendere il viaggio verso una

dieta antiinfiammatoria più interessante e gratificante.

Suggerimenti per Implementare una Dieta Antiinfiammatoria

Adottare una dieta antiinfiammatoria può sembrare una sfida, ma con la giusta pianificazione e strategie, diventa più facile integrare abitudini alimentari più sane nella vita quotidiana. In questo capitolo, esploreremo alcuni suggerimenti pratici per implementare con successo una dieta antiinfiammatoria.

1. Pianifica i Pasti

La pianificazione dei pasti è fondamentale per seguire una dieta antiinfiammatoria in modo coerente. Dedica del tempo a pianificare i pasti della settimana, inclusi gli spuntini, e crea una lista della spesa in base agli alimenti che vuoi includere nella tua dieta. In questo modo, sarai meno tentato di optare per cibi non salutari quando sei affamato o di fretta.

2. Fai la Spesa con Consapevolezza

Quando fai la spesa, concentrati sugli

alimenti freschi e non processati. Cerca di evitare gli alimenti confezionati e ricchi di zuccheri aggiunti, grassi saturi e sodio. Leggi le etichette degli alimenti per individuare ingredienti indesiderati e scegliere prodotti con un elenco di ingredienti corto e comprensibile.

3. Prepara i Pasti in Anticipo

Preparare i pasti in anticipo può aiutarti a risparmiare tempo e fatica durante la settimana. Dedica un paio d'ore il fine settimana per cucinare grandi lotti di cibo e conservarli in contenitori per i pasti della settimana. In questo modo, avrai sempre a portata di mano pasti salutari e pronti da consumare quando sei di fretta.

4. Sperimenta Nuove Ricette e Ingredienti

Mantieni viva l'entusiasmo per la tua dieta antiinfiammatoria

sperimentando nuove ricette e ingredienti. Esplora cucine internazionali che utilizzano erbe, spezie e ingredienti freschi per creare piatti deliziosi e nutrienti. Imparare a cucinare con ingredienti come curcuma, zenzero,

peperoncino e erbe aromatiche può
 aggiungere varietà e sapore ai tuoi
pasti.

5. Mangia Lentamente e
Consapevolmente

Pratica il mangiare lentamente e
consapevolmente per migliorare la
digestione e favorire il controllo del peso.
Masticare ogni boccone attentamente e
apprezzare i sapori e le texture degli
alimenti. Evita di mangiare davanti alla TV
o al computer e concentrati sul piacere del
cibo e sulla sensazione di sazietà.

6. Bevi Molta Acqua

Mantieni un adeguato stato di
idratazione bevendo abbondante
acqua durante il giorno. L'acqua

aiuta a eliminare le tossine dal corpo
e a mantenere il sistema digestivo
sano. Limita il consumo di bevande
 zuccherate e alcoliche, che possono
contribuire all'infiammazione nel
corpo.

7. Gestisci lo Stress

Lo stress può influenzare negativamente la

tua salute e il tuo benessere generale, compreso il livello di infiammazione nel corpo. Pratica tecniche di gestione dello stress come la meditazione, lo yoga, la respirazione profonda o la mindfulness per ridurre lo stress e promuovere la calma interiore.

8. Mantieni un Diario Alimentare

Tenere un diario alimentare può aiutarti a monitorare i tuoi progressi e individuare eventuali schemi o trigger alimentari che potrebbero contribuire all'infiammazione nel corpo. Registra ciò che mangi, quando mangi e come ti senti dopo ogni pasto. Questo può aiutarti a identificare i cibi che ti fanno sentire meglio e quelli che dovresti evitare.

9. Cerca Supporto

Trova un'amico, un familiare o un gruppodi sostegno che condivida i tuoi obiettivi di salute e ti sostenga nel tuo viaggio verso una dieta antiinfiammatoria. Condividere le tue sfide e i tuoi successi con gli altri può rendere il processo più gratificante e motivante.

10. Sii Gentile con Te Stesso

Ricorda che seguire una dieta antiinfiammatoria è un processo e che è normale avere alti e bassi lungo il cammino. Sii gentile con te stesso e non ti punire per eventuali scivoloni. Concentrati sui piccoli progressi che fai ogni giorno e celebra ogni successo, grande o piccolo che sia.

Implementare una dieta antiinfiammatoria richiede impegno e costanza, ma i benefici per la salute generale possono essere enormi. Segui questi suggerimenti pratici e adatta la tua dieta alle tue esigenze e preferenze personali. Con il tempo, potresti scoprire che ti senti più energico, meno gonfio e più in salute di prima.

Capitolo 6:
Integratori Utili per una Dieta Antiinfiammatoria
Mentre una dieta antiinfiammatoria ricca di nutrienti è fondamentale per ridurre l'infiammazione nel corpo, ci sono casi in cui l'integrazione con specifici integratori può essere vantaggiosa per supportare la salute e il benessere generale. In questo capitolo, esploreremo alcuni degli integratori più comuni e utili che possono essere considerati nell'ambito di una dieta antiinfiammatoria.

Omega-3

Gli acidi grassi omega-3, presenti principalmente nei pesci grassi come il salmone, le sardine e le aringhe, hanno dimostrato di avere potenti effetti antiinfiammatori. Integratori di olio di pesce o di alga possono essere utilizzati per garantire un adeguato apporto di omega-3, soprattutto per coloro che non consumano regolarmente pesce. Gli omega-3 possono aiutare a ridurre l'infiammazione cronica nel corpo, migliorando la salute cardiovascolare, il funzionamento cerebrale e l'umore.

Curcumina

La curcumina è il principio attivo presente nella curcuma, una spezia dal forte potere antinfiammatorio e antiossidante. Integratori di curcumina possono essere utili per aumentare l'assunzione di questo potente composto, che può contribuire a ridurre l'infiammazione nel corpo e supportare la salute articolare, digestiva e cognitiva. È importante scegliere integratori di curcumina di alta qualità che contengano estratti concentrati per massimizzare i benefici.

Vitamina D

La vitamina D svolge un ruolo fondamentale nella regolazione dell'infiammazione e nell'equilibrio del sistema immunitario. È stato dimostrato che livelli ottimali di vitamina D sono associati a una riduzione del rischio di malattie infiammatorie croniche. Integratori di vitamina D possono essere particolarmente utili per le persone che vivono in regioni con bassi livelli di luce solare o che hanno difficoltà a ottenere abbastanza vitamina D dalla dieta e dall'esposizione al sole.

Probiotici

I probiotici sono batteri benefici che colonizzano l'intestino e svolgono un ruolo chiave nella salute del sistema digestivo e nell'equilibrio dell'infiammazione nel corpo. Integratori di probiotici possono essere utili per supportare la flora intestinale e ridurre l'infiammazione intestinale, che è spesso associata a condizioni infiammatorie croniche come il morbo di Crohn, la sindrome dell'intestino irritabile e la colite ulcerosa.

Magnesio

Il magnesio è un minerale essenziale coinvolto in molte funzioni biologiche nel corpo, inclusa la regolazione dell'infiammazione e dello stress ossidativo. Integratori di magnesio possono essere utili per coloro che hanno carenze di questo minerale o che hanno un fabbisogno aumentato a causa di fattori come lo stress cronico, l'attività fisica intensa o l'assunzione di farmaci che possono influenzare l'assorbimento del magnesio.

Bromelina
La bromelina è un enzima proteolitico naturale presente nell'ananas che ha dimostrato di avere proprietà antiinfiammatorie e antiossidanti. Integratori di bromelina possono essere utili per ridurre l'infiammazione e accelerare il recupero

da lesioni muscolari, traumi o interventi chirurgici. La bromelina può anche favorire la digestione e il benessere gastrointestinale.

Resveratrolo

Il resveratrolo è un polifenolo antiossidante presente in alcune piante, come l'uva, che ha dimostrato di avere effetti antiinfiammatori e protettivi per la salute cardiovascolare. Integratori di resveratrolo possono essere utili per ridurre l'infiammazione nel corpo e supportare la salute del cuore e dei vasi sanguigni. Assicurarsi di scegliere integratori di resveratrolo di alta qualità per massimizzare i benefici.

Boswellia

L'estratto di boswellia è derivato dalla resina dell'albero di boswellia e contiene composti con potenti proprietà antiinfiammatorie. Gli integratori di boswellia possono essere utili per ridurre l'infiammazione e alleviare il dolore associato a condizioni come l'artrite reumatoide e l'osteoartrite. Possono anche favorire la salute respiratoria e il benessere delle vie respiratorie.

Coenzima Q10

La coenzima Q10 è un antiossidante presente naturalmente nel corpo che svolge un ruolo importante nel supportare la produzione di energia cellulare e proteggere le cellule dai danni ossidativi. Gli integratori di coenzima Q10 possono essere utili per ridurre l'infiammazione e sostenere la salute cardiaca, cerebrale e muscolare. Possono essere particolarmente benefici per le persone anziane o per coloro che assumono farmaci che possono influenzare i livelli di coenzima Q10 nel corpo.

Estratto di Semi di Uva
L'estratto di semi d'uva è ricco di composti antiossidanti chiamati oligomeri procianidolici (OPC) che hanno dimostrato di avere effetti antiinfiammatori e protettivi per la salute. Gli integratori di estratto di semi d'uva possono essere utili per ridurre l'infiammazione nel corpo, migliorare la circolazione sanguigna e proteggere i vasi sanguigni dai danni ossidativi. Possono essere particolarmente utili per sostenere la salute cardiovascolare e ridurre il rischio di malattie croniche.

Considerazioni Importanti sull'Assunzione di Integratori

Prima di iniziare qualsiasi regime di integrazione, è importante consultare un professionista sanitario qualificato, specialmente se si hanno condizioni mediche preesistenti, si stanno assumendo farmaci o si è in gravidanza o in fase di allattamento. Un professionista sanitario può valutare le tue esigenze specifiche e fornire consulenza personalizzata sull'uso degli integratori per supportare la tua salute e il tuo benessere.

Inoltre, è importante scegliere integratori di alta qualità da fonti affidabili per garantire la sicurezza e l'efficacia. Leggi attentamente le etichette dei prodotti, presta attenzione alle dosi raccomandate e rispetta le indicazioni d'uso. Integratori non sono sostituti di una dieta sana ed equilibrata, ma possono essere utili per colmare eventuali lacune nutrizionali o sostenere specifiche esigenze di salute.

In conclusione, gli integratori possono essere utili come parte di una strategia complessiva per ridurre l'infiammazione nel corpo e promuovere la salute e il benessere generale. Tuttavia, è importante adottare un approccio olistico alla salute, che includa una dieta sana, uno stile di vita attivo, il controllo dello stress e il supporto medico appropriato. Con l'attenzione e il monitoraggio adeguati, gli integratori possono essere un prezioso strumento per ottimizzare la tua salute e il tuo benessere a lungo termine.

Capitolo 7:

Strategie per Ridurre lo Stress

Importanza del Rilassamento e della Gestione dello Stress

Lo stress è una parte inevitabile della vita quotidiana e può avere un impatto significativo sulla nostra salute fisica e mentale se non viene gestito adeguatamente. La gestione dello stress è fondamentale per mantenere un equilibrio emotivo, migliorare la qualità della vita e prevenire una serie di disturbi fisici e psicologici. Praticare regolarmente tecniche di rilassamento e adottare strategie efficaci per ridurre lo stress può contribuire a promuovere una maggiore resilienza e benessere complessivo.

Tecniche di Respirazione e Meditazione

Le tecniche di respirazione e meditazione sono tra le strategie più potenti per ridurre lo stress, promuovere il rilassamento e aumentare la consapevolezza mentale. Queste pratiche millenarie sono state utilizzate in molte tradizioni spirituali e filosofiche per migliaia di anni e sono ora supportate anche dalla ricerca scientifica per i loro benefici sulla salute mentale e fisica.

Respirazione Profonda

La respirazione profonda è una tecnica semplice ma efficace per calmare il sistema nervoso e ridurre lo stress. Ecco un semplice esercizio di respirazione profonda da praticare:

1. Trova una posizione comoda, seduto o sdraiato, con la schiena dritta.
2. Chiudi gli occhi e rilassa le spalle.
3. Metti una mano sul petto e l'altra sull'addome.
4. Inspirare lentamente attraverso il naso, sentendo l'aria riempire il tuo addome. Concentrati sul far espandere il tuo addome invece che alzare il petto.
5. Espirare lentamente attraverso la bocca, sentendo l'addome tornare alla sua posizione normale.
6. Ripeti questo ciclo di respirazione profonda per alcuni minuti, concentrandoti sulla sensazione di calma e rilassamento che accompagna ogni respiro.

Meditazione Mindfulness

La meditazione mindfulness è una pratica che consiste nel portare l'attenzione al momento presente in modo intenzionale e senza giudizio . Può essere praticata in diverse forme, ma di base coinvolge la concentrazione sulla respirazione, sulle sensazioni corporee o sui pensieri e sulle emozioni che emergono nella consapevolezza. Ecco un esempio di meditazione mindfulness:

1. Trova una posizione comoda, seduto su una sedia o su un tappetino da yoga, con la schiena dritta e le mani appoggiate sulle ginocchia.
2. Chiudi gli occhi e porta l'attenzione al respiro, osservando il movimento del respiro mentre entra ed esce dal tuo corpo.
3. Quando la mente inizia a vagare, nota gentilmente i pensieri che emergono senza giudicarli e riporta dolcemente l'attenzione al respiro.
4. Continua a praticare questa consapevolezza del respiro per alcuni minuti, permettendo alla mente di calmarsi e rilassarsi nel momento presente.

Yoga

Lo yoga è una pratica antica che combina movimento fisico, respirazione consapevole e meditazione per promuovere il rilassamento e la flessibilità mentale e fisica. Le sequenze di yoga possono includere posture (asana) che rilassano il corpo, migliorano la flessibilità e aumentano la consapevolezza del respiro. La pratica regolare dello yoga può aiutare a ridurre lo stress, migliorare la qualità del sonno e promuovere una maggiore stabilità emotiva.

Benefici delle Tecniche di Respirazione e Meditazione

Le tecniche di respirazione e meditazione offrono una serie di benefici per la salute mentale e fisica, inclusi:

- Riduzione dello stress e dell'ansia
- Miglioramento della concentrazione e della chiarezza mentale
- Riduzione della pressione sanguigna e del battito cardiaco
- Miglioramento della qualità del sonno
- Aumento della resilienza emotiva e della capacità di adattamento
- Riduzione dei sintomi di depressione e disturbi dell'umore
- Miglioramento della funzione cognitiva e della memoria

Integrazione delle Tecniche di Respirazione e Meditazione nella Vita Quotidiana

Per ottenere i massimi benefici dalle tecniche di respirazione e meditazione, è importante integrarle nella tua vita quotidiana in modo consistente e regolare. Puoi praticare queste tecniche per alcuni minuti ogni giorno, preferibilmente al mattino o alla sera, o quando

senti il bisogno di rilassarti e ricaricare le energie
 durante la giornata.

Trova il momento e il luogo che funzionano
meglio per te e sperimenta diverse tecniche per
trovare quelle che ti risuonano di più. Con la
pratica costante e l'impegno, le tecniche di
respirazione e meditazione possono diventare
potenti strumenti per gestire lo stress, migliorare
il benessere e vivere una vita più equilibrata e
appagante.

Capitolo 8. Esempio di Piano Settimanale

Per seguire con successo una dieta antiinfiammatoria, è utile pianificare in anticipo i pasti della settimana in modo da assicurarsi di consumare una varietà di cibi ricchi di nutrienti e proprietà antinfiammatorie. Di seguito è riportato un esempio di piano settimanale con un menu dettagliato e alcune ricette antiinfiammatorie per ispirarti.

Lunedì
- Colazione: Smoothie antiinfiammatorio alla frutta (banana, fragole, mirtilli, spinaci, semi di chia, latte di mandorle)
- Pranzo: Insalata di quinoa con avocado e ceci
- Cena: Salmone al forno con verdure arrosto (zucchine, peperoni, cipolla) condite con olio d'oliva, aglio e erbe aromatiche

Martedì
- Colazione: Porridge di avena con mandorle, mirtilli freschi e cannella
- Pranzo: Zuppa di lenticchie rosse con verdure miste (carote, sedano, pomodori) e curry
- Cena: Pollo alla griglia in salsa di curcuma e zenzero, accompagnato da broccoli al vapore e riso integrale

Mercoledì
- Colazione: Pancakes integrali con mirtilli freschi e sciroppo d'acero

- Pranzo: Insalata di spinaci con fagioli neri, avocado, pomodorini e semi di zucca
- Cena: Bistecca di tofu marinata al limone e alle erbe con contorno di asparagi grigliati e patate dolci arrosto

Giovedì

- Colazione: Yogurt greco con muesli senza glutine, frutta fresca (kiwi, mango, melograno) e semi di lino
- Pranzo: Wrap integrale con hummus, verdure crude (peperoni, cetrioli, carote), avocado e insalata
- Cena: Pasta integrale con pesto di basilico, pomodorini freschi, olive nere e capperi

Venerdì

- Colazione: Frullato verde con avocado, ananas, spinaci, banana e latte di cocco
- Pranzo: Insalata di farro con ceci, peperoni arrostiti, zucchine, olive nere, feta e rucola
- Cena: Salmone al vapore con salsa alla senape e contorno di broccoli e cavolfiore al vapore

Sabato

- Colazione: Toast integrale con crema di avocado, pomodorini, basilico fresco e una spolverata di peperoncino
- Pranzo: Buddha bowl con riso integrale, tofu alla griglia, avocado, carote, cetrioli, cavolo viola e semi di sesamo

- Cena: Risotto integrale con funghi misti, spinaci e parmigiano

Domenica

- Colazione: Frittata con uova biologiche, spinaci freschi, pomodorini e formaggio di capra
- Pranzo: Minestrone di verdure con legumi (fagioli cannellini, ceci), pomodori, sedano, carote e patate
- Cena: Filetto di merluzzo al cartoccio con verdure miste (peperoni, zucchine, pomodorini) e erbe aromatiche

Questo è solo un esempio di piano settimanale per una dieta antiinfiammatoria. È importante personalizzare il menu in base alle tue preferenze alimentari, alle esigenze nutrizionali individuali e alla disponibilità degli ingredienti. Assicurati di includere una varietà di frutta, verdura, cereali integrali, proteine magre e grassi sani per massimizzare i benefici per la salute e ridurre l'infiammazione nel corpo. Buon appetito e buona salute!

Capitolo 9: Consigli per il Mantenimento a lungo termine

Mentre seguire una dieta antiinfiammatoria può portare a numerosi benefici per la salute, è importante adottare un approccio sostenibile che consenta di mantenere uno stile di vita antiinfiammatorio nel lungo termine. In questo capitolo, esploreremo alcuni consigli pratici per mantenere un regime alimentare antiinfiammatorio nel tempo, monitorare i risultati e apportare eventuali aggiustamenti necessari.

1. Educazione Continua

Il primo passo per mantenere uno stile di vita antiinfiammatorio è continuare ad educarsi e informarsi sulle ultime ricerche e scoperte nel campo della nutrizione e della salute. Mantenere un'apertura mentale verso nuove informazioni e approcci può aiutare a sviluppare una comprensione più approfondita delle esigenze del proprio corpo e delle migliori pratiche per promuovere il benessere.

2. Approccio Flessibile

È importante adottare un approccio flessibile alla dieta antiinfiammatoria e non essere troppo rigidi con se stessi. Mantenere uno stile di vita sano non significa privarsi completamente dei piaceri culinari o delle indulgenze occasionali.

Consentirsi di concedersi qualche eccezione di tanto in tanto può contribuire a prevenire sensazioni di restrizione e favorire un rapporto più equilibrato con il cibo.

3. Diversificazione dell'Alimentazione

Varietà è la chiave per mantenere uno stile di vita antiinfiammatorio interessante e sostenibile nel tempo. Esplora una vasta gamma di alimenti ricchi di proprietà antinfiammatorie, inclusi frutta, verdura, cereali integrali, proteine magre e grassi sani. Sperimenta con nuove ricette, ingredienti e piatti per evitare la monotonia e garantire un apporto nutrizionale completo.

4. Pianificazione dei Pasti

La pianificazione dei pasti è un componente fondamentale per mantenere uno stile di vita antiinfiammatorio nel lungo termine. Dedica del tempo ogni settimana per pianificare i pasti, fare la spesa e preparare pasti sani e nutrienti in anticipo. Questo non solo ti aiuterà a evitare scelte alimentari impulsive o poco salutari, ma ti consentirà anche di risparmiare tempo e denaro durante la settimana.

5. Moderazione e Bilanciamento

Anche se alcuni alimenti possono essere considerati più antinfiammatori di altri, è importante ricordare il concetto di moderazione e bilanciamento. Evita l'eccesso di cibi ricchi di zuccheri aggiunti, grassi saturi e sodio, che possono contribuire all'infiammazione nel corpo. Cerca di mantenere un equilibrio tra diverse categorie alimentari e di seguire le linee guida dietetiche raccomandate per una nutrizione ottimale.

6. Auto-Osservazione e Consapevolezza

Sviluppare un senso di auto-osservazione e consapevolezza dei propri sentimenti, sensazioni e reazioni al cibo è fondamentale per mantenere uno stile di vita antiinfiammatorio. Prenditi del tempo per riflettere sulle tue scelte alimentari, i tuoi livelli di energia e il tuo umore dopo aver consumato determinati cibi. Questo ti aiuterà a identificare eventuali trigger alimentari e a fare aggiustamenti necessari per migliorare il tuo benessere complessivo.

7. Supporto Sociale

Cercare il supporto di amici, familiari o professionisti della salute può fare una grande differenza nel mantenere uno stile di vita antiinfiammatorio nel lungo termine.

Condividere esperienze, ricette e consigli con altre persone che condividono gli stessi obiettivi può fornire motivazione e sostegno durante il viaggio verso la salute e il benessere.

Monitoraggio dei Risultati e Aggiustamenti Necessari

Oltre a seguire questi consigli per mantenere uno stile di vita antiinfiammatorio, è importante monitorare regolarmente i risultati e apportare eventuali aggiustamenti necessari in base alle tue esigenze e obiettivi individuali. Tieni traccia del tuo peso corporeo, dei livelli di energia, della qualità del sonno, della digestione e di altri indicatori di salute per valutare l'efficacia della tua dieta e dello stile di vita antiinfiammatorio. Se noti sintomi di infiammazione persistente o altre preoccupazioni per la salute, consulta un professionista sanitario qualificato per una valutazione approfondita e un piano di trattamento personalizzato. Con un approccio olistico e consapevole, puoi mantenere uno stile di vita antiinfiammatorio nel lungo termine e godere di una salute ottimale e di un benessere duraturo.

Capitolo 10:

Conclusioni

Nel corso di questo viaggio attraverso la dieta antiinfiammatoria, abbiamo esplorato in profondità i principi fondamentali, le ricadute positive sulla salute e le strategie pratiche per implementare e mantenere uno stile di vita antiinfiammatorio nel lungo termine. In questo capitolo conclusivo, faremo un riepilogo dei benefici della dieta antiinfiammatoria e forniremo un incoraggiamento per l'adesione continua a questo approccio alimentare salutare.

Riepilogo dei Benefici della Dieta Antiinfiammatoria

1. Riduzione dell'Infiammazione: La dieta antiinfiammatoria è progettata per ridurre l'infiammazione nel corpo, che è il sottostante meccanismo di molte malattie croniche e condizioni di salute.

2. Salute Cardiovascolare: Riducendo l'infiammazione, la dieta antiinfiammatoria può migliorare la salute del cuore e dei vasi sanguigni, riducendo il rischio di malattie cardiovascolari.

3. Salute Digestiva: La dieta antiinfiammatoria può
3. supportare la salute dell'apparato digerente

3. riducendo l'infiammazione intestinale e promuovendo un equilibrio nella flora intestinale.

4. Gestione del Peso: Concentrandosi su cibi integrali, nutrienti e ricchi di fibre, la dieta antiinfiammatoria può aiutare nella gestione del peso corporeo e favorire la sensazione di sazietà.

5. Salute Articolare: Riducendo l'infiammazione, la dieta antiinfiammatoria può contribuire a migliorare la salute delle articolazioni e ridurre i sintomi dell'artrite.

6. Salute Mentale: Una dieta antiinfiammatoria può influenzare positivamente la salute mentale e l'umore, riducendo lo stress ossidativo e supportando una funzione cognitiva ottimale.

7. Supporto Immunitario: Alcuni nutrienti presenti nella dieta antiinfiammatoria, come le vitamine e i minerali, possono sostenere un sistema immunitario sano e una risposta immunitaria efficace.

8. Energia e Vitalità: Consumando alimenti nutrienti e antinfiammatori, è possibile sperimentare un aumento dell'energia, della vitalità e della qualità del sonno.
Incoraggiamento per l'Adesione Continua

Nonostante i numerosi benefici della dieta antiinfiammatoria, mantenere uno stile di vita alimentare sano nel lungo

termine può essere una sfida per molti. Tuttavia, è importante ricordare che ogni piccolo passo verso una migliore salute conta e che il viaggio verso il benessere è un percorso continuo di apprendimento, adattamento e crescita personale.

Ecco alcuni consigli per incoraggiare l'adesione continua alla dieta antiinfiammatoria:

1. Focus sul Progresso, non sulla Perfezione: Ricorda che non devi essere perfetto. Concentrati sui progressi che fai ogni giorno verso uno stile di vita più sano e equilibrato.
2. Celebra i Successi: Celebrare ogni successo, grande o piccolo, lungo il percorso. Ogni scelta salutare che fai è un passo nella giusta direzione.
3. Pratica la Gratitudine: Coltiva un senso di
3. gratitudine per il tuo corpo e per la
3. possibilità di prenderti cura di te stesso attraverso scelte alimentari nutrienti e antinfiammatorie.
4. Sii Gentile con Te Stesso: Sii gentile e
4. compassionevole con te stesso. Accetta
4. che ci saranno giorni difficili e momenti di

4. caduta, ma ricorda che ogni giorno è una nuova opportunità per ricominciare.

5. Cerca il Supporto: Cerca il sostegno di amici, familiari o comunità online che condividono i tuoi obiettivi di salute e benessere. Condividere esperienze e risorse può fornire ispirazione e motivazione durante il viaggio.

6. Ripeti i Benefici: Ricorda spesso i benefici che hai sperimentato seguendo una dieta antiinfiammatoria. Concentrati su come ti senti, sia fisicamente che mentalmente, e usa questi successi come motivazione per continuare.

In conclusione, seguire una dieta antiinfiammatoria può portare a una serie di benefici significativi per la salute e il benessere generale. Continua a impegnarti per uno stile di vita alimentare sano, sostenendo la tua salute e i l tuo benessere a lungo termine. Con pazienza, impegno e determinazione, puoi godere di una vita piena di vitalità, energia e salute.

RICETTE , PROCEDIMENTO E CALORIE

Ecco la ricetta per un'insalata di quinoa e verdure miste con avocado:

Ingredienti:

- 1 tazza di quinoa
- 2 tazze di acqua
- 1 avocado maturo
- 1 cetriolo
- 1 peperone rosso
- 1 peperone giallo
- 1 carota
- 1 cipolla rossa
- Succo di 1 limone
- 3 cucchiai di olio d'oliva extra-vergine
- Sale e pepe q.b.
- Foglie di prezzemolo fresco per guarnire (opzionale)

Procedimento:

1. Preparazione della quinoa:
   Sciacqua bene la quinoa sotto acqua fredda corrente per eliminare eventuali residui di amido.
   In una pentola, porta a ebollizione 2 tazze di acqua.
   Aggiungi la quinoa sciacquata e lascia cuocere a fuoco medio-basso per circa 15 minuti, o finché l'acqua viene assorbita e la quinoa diventa tenera. Una volta cotta

spegni il fuoco e lascia raffreddare.

2. Preparazione delle verdure:
Taglia il cetriolo, i peperoni, la carota e la cipolla rossa a dadini o julienne, a seconda delle preferenze personali. Metti le verdure tagliate in una ciotola grande.

3. Preparazione dell'avocado:
Sbuccia l'avocado, rimuovi il nocciolo e taglialo a dadini. Aggiungilo alla ciotola con le verdure.

4. Preparazione della vinaigrette:
In una piccola ciotola, mescola insieme il succo di limone, l'olio d'oliva extra-vergine, il sale e il pepe. Assaggia e aggiusta il condimento secondo i tuoi gusti personali.

5. Assemblaggio dell'insalata:
Una volta che la quinoa si è raffreddata, aggiungila alla ciotola con le verdure e l'avocado.
Versa la vinaigrette preparata sopra l'insalata e mescola delicatamente fino a quando tutti gli ingredienti sono ben combinati e rivestiti dalla vinaigrette.

6 .Servizio:
Se desideri, guarnisci l'insalata con foglie di prezzemolo fresco.

L'insalata di quinoa e verdure miste con avocado può essere servita immediatamente oppure refrigerata per un paio d'ore prima di essere servita per consentire ai sapori di fondersi meglio.

Dosi: Questa ricetta dovrebbe essere sufficiente per 4 porzioni.

Calorie: Le calorie possono variare a seconda delle dimensioni delle porzioni e degli ingredienti specifici utilizzati, ma in media, una porzione di insalata di quinoa e verdure miste con avocado può contenere circa 300-350 calorie.

Tempo di preparazione: Circa 25-30 minuti.

Buon appetito!

Ecco la ricetta per il salmone al forno con salsa di agrumi:

Ingredienti:

4 filetti di salmone (circa 150g ciascuno)
2 arance
1 limone
2 cucchiai di miele
2 cucchiai di senape di Dijon
2 cucchiai di olio d'oliva extra vergine
Sale e pepe nero q.b.
Rametti di prezzemolo fresco per guarnire
(opzionale)
Procedimento:

Preparazione della salsa di agrumi:

Spremi il succo di entrambe le arance e del limone in una ciotola.
Aggiungi il miele e la senape di Dijon al succo di agrumi e mescola bene fino a quando gli ingredienti sono combinati.
Questa sarà la tua salsa di agrumi.
Preparazione del salmone:

Preriscalda il forno a 200°C e rivesti una teglia con carta da forno o unta leggermente con olio d'oliva.
Disponi i filetti di salmone sulla teglia e condiscili con sale e pepe nero a piacere.
Spennella i filetti di salmone con la salsa di agrumi preparata, assicurandoti di coprire bene ogni filetto.
Cottura del salmone:

Inforna il salmone nel forno preriscaldato e lascialo cuocere per circa 12-15 minuti, o fino a quando il salmone risulta cotto e si sfalda facilmente con una forchetta.
Servizio:

Una volta cotto, rimuovi il salmone dal forno e trasferiscilo su un piatto da portata.
Guarnisci il salmone con rametti di prezzemolo fresco, se desiderato, e servilo caldo con eventuali rimanenti salsa di agrumi a parte.
Dosi: Questa ricetta dovrebbe essere sufficiente per 4 porzioni.

Calorie: Le calorie possono variare a seconda delle dimensioni dei filetti di salmone e degli ingredienti specifici utilizzati. In media, una porzione di salmone al forno con salsa di agrumi può contenere circa 250-300 calorie.

Tempo di preparazione: Circa 20 minuti.

Buon appetito!

Ecco la ricetta per il pollo alla griglia con salsa di curcuma e zenzero:

Ingredienti:

- 4 petti di pollo senza pelle
- 2 cucchiai di olio d'oliva extra vergine
- 1 cucchiaino di curcuma in polvere
- 1 cucchiaino di zenzero fresco grattugiato
- Succo di 1 limone
- Sale e pepe nero macinato fresco q.b.
- Rametti di prezzemolo fresco per guarnire (opzionale)

Procedimento:

1. Preparazione del pollo:
   Inizia lavando e asciugando i petti di pollo.
   Se necessario, usa un batticarne per appiattire leggermente i petti di pollo in modo uniforme. Questo aiuterà a garantire una cottura uniforme sulla griglia.

2. Preparazione della marinata:
   In una ciotola piccola, mescola insieme l'olio d'oliva, la curcuma in polvere, lo zenzero grattugiato, il succo di limone, il sale e il pepe nero macinato fresco. Questa sarà la marinata per il pollo.

3. Marinatura del pollo:
    Disponi i petti di pollo in una teglia o una
    ciotola poco profonda e versa la marinata
    sopra di essi, assicurandoti di coprire bene
    tutti i pezzi.
    Copri la teglia o la ciotola con pellicola
    trasparente e lascia marinare il pollo in
    frigorifero per almeno 30 minuti, o
    preferibilmente per 2-3 ore, per
    consentire ai sapori di penetrare nel pollo.
4. Cottura del pollo alla griglia:
    Preriscalda la griglia a fuoco medio-alto e
    ungi leggermente la griglia con olio
    d'oliva per evitare che il pollo si attacchi.
    Scola leggermente il pollo dalla marinata
    e posizionalo sulla griglia preriscaldata.
    Cuoci il pollo per circa 6-7 minuti per lato,
    o fino a quando è completamente cotto e
    ha sviluppato una crosta dorata sulla
    superficie. Assicurati che il pollo
    raggiunga una temperatura interna di
    almeno 75°C.
5. Servizio:
    Una volta cotto, trasferisci il pollo su un
    piatto da portata.
    Se desideri, guarnisci il pollo alla griglia
    con rametti di prezzemolo fresco.
    Servi il pollo caldo con eventuali contorni
    o salse aggiuntive a piacere.

Dosi: Questa ricetta dovrebbe essere sufficiente per 4 porzioni.

Calorie: Le calorie possono variare a seconda delle dimensioni dei petti di pollo e degli ingredienti specifici utilizzati. In media, una porzione di pollo alla griglia con salsa di curcuma e zenzero può contenere circa 200-250 calorie.

Tempo di preparazione: Circa 40-50 minuti (incluse le fasi di marinatura).

Buon appetito!

Ecco la ricetta per la zuppa di lenticchie rosse con carote e zenzero:

Ingredienti:

- 1 tazza di lenticchie rosse
- 2 carote medie, tagliate a dadini
- 1 cipolla media, tritata finemente
- 2 spicchi d'aglio, tritati finemente
- 1 pezzo di zenzero fresco (circa 2 cm), grattugiato
- 4 tazze di brodo vegetale
- 1 latta (400 g) di pomodori a cubetti
- 1 cucchiaino di cumino in polvere
- 1 cucchiaino di coriandolo in polvere
- 1 cucchiaino di curcuma in polvere
- Sale e pepe nero q.b.
- 2 cucchiai di olio d'oliva extra vergine
- Prezzemolo fresco tritato per guarnire (opzionale)

Procedimento:

1. Preparazione delle lenticchie:
   Sciacqua le lenticchie rosse sotto acqua corrente e scolale.
2. Preparazione delle verdure:
   In una pentola capiente, scalda l'olio d'oliva a fuoco medio.

Aggiungi la cipolla e l'aglio tritati e cuoci per circa 3-4 minuti, o finché diventano traslucidi.

Aggiungi le carote a dadini e il zenzero grattugiato. Continua a cuocere per altri 2-3 minuti.

3. Aggiunta degli ingredienti liquidi:
    Versa il brodo vegetale nella pentola con le verdure e porta a ebollizione.

4. Preparazione della zuppa:
    Aggiungi le lenticchie rosse sciacquate, i pomodori a cubetti con il loro succo e le spezie (cumino, coriandolo, curcuma) alla pentola.

    Riduci il fuoco e lascia sobbollire la zuppa a fuoco medio-basso per circa 20-25 minuti, o finché le lenticchie e le carote diventano tenere e la zuppa si addensa leggermente.

    Aggiusta di sale e pepe secondo i tuoi gusti personali.

5. Servizio:
    Una volta pronta, rimuovi la zuppa dal fuoco e lasciala intiepidire per qualche minuto.

    Servi la zuppa di lenticchie rosse con carote e zenzero calda, guarnendo con prezzemolo fresco tritato se desiderato.

Dosi: Questa ricetta dovrebbe essere sufficiente per 4 porzioni.

Calorie: Le calorie possono variare a seconda delle dimensioni delle porzioni e degli ingredienti specifici utilizzati. In media, una porzione di zuppa di lenticchie rosse con carote e zenzero può contenere circa 250-300 calorie.

Tempo di preparazione: Circa 30-40 minuti.

Buon appetito!

Ecco la ricetta per un'insalata fresca e gustosa di spinaci con fragole, mandorle e aceto balsamico:

Ingredienti:

- 200g di spinaci freschi
- 200g di fragole fresche, lavate e affettate
- 1/4 di tazza di mandorle affettate
- 2 cucchiai di aceto balsamico
- 2 cucchiai di olio d'oliva extra vergine
- Sale e pepe nero macinato fresco q.b.
- 1 cucchiaino di miele (opzionale)
- Formaggio di capra fresco (opzionale)

Procedimento:

1. Preparazione degli ingredienti:
   Lavare accuratamente gli spinaci e le fragole. Asciugarli bene.
   Tagliare le fragole a fette.
   Se le mandorle non sono già affettate, affettarle finemente.
2. Preparazione della vinaigrette:
   In una piccola ciotola, mescolare l'aceto balsamico con l'olio d'oliva. Aggiungere il miele se si desidera una vinaigrette leggermente dolce. Mescolare bene fino a ottenere una consistenza omogenea.
3. Assemblaggio dell'insalata:

In una grande ciotola da insalata, mettere gli spinaci lavati e asciugati.
Aggiungere le fragole affettate e le mandorle affettate sopra gli spinaci.

4. Condimento dell'insalata:
    Versare la vinaigrette preparata sull'insalata.
    Condire l'insalata con sale e pepe nero macinato fresco a piacere.
    Se desiderato, aggiungere del formaggio di capra fresco sbriciolato sull'insalata per un tocco extra di sapore.

5. Mescolare e servire:
    Mescolare delicatamente l'insalata fino a quando gli ingredienti sono ben combinati e rivestiti dalla vinaigrette.
    Servire l'insalata di spinaci con fragole, mandorle e aceto balsamico immediatamente come contorno fresco e gustoso.

Dosi: Questa ricetta dovrebbe essere sufficiente per 2-3 porzioni come contorno.

Calorie: Le calorie possono variare a seconda delle dimensioni delle porzioni e degli ingredienti specifici utilizzati. In media, una porzione di insalata di spinaci con fragole, mandorle e aceto balsamico può contenere circa 150-200 calorie.

Tempo di preparazione: Circa 10-15 minuti.

Ecco la ricetta per il salmone alla griglia con salsa di avocado e lime:

Ingredienti:

- 4 filetti di salmone (circa 150g ciascuno)
- 2 avocado maturi
- Succo di 2 lime
- 2 cucchiai di coriandolo fresco tritato
- 2 cucchiai di cipolla rossa tritata finemente
- Sale e pepe nero q.b.
- Olio d'oliva extra vergine
- Rametti di prezzemolo fresco per guarnire (opzionale)

Procedimento:

1. Preparazione del salmone:
   Preriscalda la griglia a fuoco medio-alto e ungi leggermente la griglia con olio d'oliva per evitare che il salmone si attacchi.
   Condisci i filetti di salmone con sale e pepe nero a piacere.
2. Preparazione della salsa di avocado e lime:
   Taglia gli avocado a metà, rimuovi il nocciolo e preleva la polpa con un cucchiaio, mettendola in una ciotola.

Schiaccia gli avocado con una forchetta
fino a ottenere una consistenza liscia.
Aggiungi il succo di lime, il coriandolo
fresco tritato, la cipolla rossa tritata e sale
e pepe a piacere. Mescola bene tutti gli
ingredienti fino a ottenere una salsa
omogenea.

3. Grigliatura del salmone:
    Posiziona i filetti di salmone sulla griglia
    preriscaldata e cuocili per circa 4-5 minuti
    per lato, o fino a quando il salmone è
    cotto e si sfalda facilmente con una
    forchetta.

4. Servizio:
    Una volta che il salmone è pronto,
    trasferiscilo su un piatto da portata.
    Versa generosamente la salsa di avocado
    e lime sopra i filetti di salmone alla griglia.
    Se desideri, guarnisci il piatto con rametti
    di prezzemolo fresco.
    Servi il salmone alla griglia con salsa di
    avocado e lime caldo e gustoso.

Dosi: Questa ricetta dovrebbe essere sufficiente
per 4 porzioni.

Calorie: Le calorie possono variare a seconda
delle dimensioni dei filetti di salmone e degli
ingredienti specifici utilizzati. In media, una

porzione di salmone alla griglia con salsa di avocado e lime può contenere circa 300-350 calorie.
Tempo di preparazione: Circa 20-25 minuti.
Buon appetito!

Ecco la ricetta per i tacos di pesce con salsa di mango e peperoncino:

Ingredienti per i tacos di pesce:

- 500g di filetti di pesce bianco (come merluzzo, branzino o tilapia)
- 2 cucchiai di olio d'oliva extra vergine
- 2 cucchiaini di paprika
- 1 cucchiaino di cumino in polvere
- 1 cucchiaino di aglio in polvere
- Sale e pepe nero q.b.
- 8-10 tortillas di mais o farina di grano

Ingredienti per la salsa di mango e peperoncino:

- 2 manghi maturi, sbucciati e tagliati a dadini
- 1 peperoncino jalapeño, senza semi e tritato finemente
- Succo di 2 lime
- 1/4 di tazza di coriandolo fresco tritato
- Sale q.b.

Procedimento:

1. Preparazione del pesce:
   In una ciotola, mescola l'olio d'oliva, la paprika, il cumino, l'aglio in polvere, il sale e il pepe.
   Marina i filetti di pesce con questa miscela di condimenti per almeno 30 minuti.

2. Preparazione della salsa di mango e peperoncino:
    In una ciotola, unisci i dadini di mango, il peperoncino jalapeño tritato, il succo di lime e il coriandolo fresco.
    Aggiungi sale a piacere e mescola bene.
    Lascia riposare in frigorifero fino al momento di servire per consentire ai sapori di fondersi.
3. Cottura del pesce:
    Preriscalda una padella antiaderente o una griglia a fuoco medio-alto.
    Cuoci i filetti di pesce marinati per circa 3-4 minuti per lato, o finché sono dorati e cotti attraverso.
4. Preparazione dei tacos:
    Riscalda le tortillas in una padella calda o direttamente sulla griglia per alcuni secondi per renderle morbide e flessibili.
    Dividi il pesce cotto tra le tortillas calde.
5. Servizio:
    Aggiungi una generosa porzione di salsa di mango e peperoncino su ciascun taco di pesce.
    Se desideri, guarnisci con foglie di coriandolo fresco aggiuntivo.
    Servi immediatamente.

Dosi: Questa ricetta dovrebbe essere sufficiente per 4-6 tacos.

Calorie: Le calorie possono variare a seconda delle dimensioni dei tacos e degli ingredienti specifici utilizzati. In media, un singolo taco di pesce con salsa di mango e peperoncino può contenere circa 250-300 calorie.

Tempo di preparazione: Circa 45 minuti (incluse le fasi di marinatura).

Buon appetito!

Ecco la ricetta per la zuppa di verdure con cannellini e curcuma:

Ingredienti:

1 cipolla, tritata
2 carote, tagliate a dadini
2 coste di sedano, tagliate a dadini
2 patate, sbucciate e tagliate a dadini
2 zucchine, tagliate a dadini
400g di fagioli cannellini (in scatola o cotti)
4 tazze di brodo vegetale
2 cucchiai di olio d'oliva
2 cucchiaini di curcuma in polvere
Sale e pepe nero macinato fresco, q.b.
Prezzemolo fresco tritato per guarnire (opzionale)
Procedimento:

Preparazione delle verdure:

In una pentola capiente, scalda l'olio d'oliva a fuoco medio.
Aggiungi la cipolla tritata e fai soffriggere per circa 2-3 minuti finché diventa traslucida.

Aggiungi le carote, il sedano, le patate e le zucchine tagliate a dadini. Mescola bene e lascia cuocere per altri 5 minuti, mescolando di tanto in tanto.
Preparazione della zuppa:

Aggiungi i fagioli cannellini sciacquati e scolati alla pentola con le verdure.
Aggiungi il brodo vegetale e la curcuma in polvere. Mescola bene per combinare gli ingredienti.
Porta la zuppa ad ebollizione, poi riduci il fuoco e lascia cuocere a fuoco medio-basso per circa 15-20 minuti, o finché le verdure sono tenere.
Condimento e servizio:

Assaggia la zuppa e aggiusta di sale e pepe a piacere.
Una volta che la zuppa è pronta, rimuovila dal fuoco e lasciala riposare per alcuni minuti.
Servi la zuppa di verdure con cannellini e curcuma calda, guarnendo con prezzemolo fresco tritato se desiderato.
Dosi: Questa ricetta dovrebbe essere sufficiente per 4-6 porzioni.

Calorie: Le calorie possono variare a seconda delle dimensioni delle porzioni e degli ingredienti specifici utilizzati. In media, una porzione di zuppa di verdure con cannellini e curcuma può contenere circa 200-250 calorie.

Tempo di preparazione: Circa 30-40 minuti.

Buon appetito!

Ecco la ricetta per un'insalata di quinoa con pomodori, cetrioli e olive:

Ingredienti:

- 1 tazza di quinoa
- 2 tazze di acqua
- 2 pomodori medi, tagliati a dadini
- 1 cetriolo, tagliato a dadini
- 1/2 tazza di olive nere, snocciolate e affettate
- 1/4 di cipolla rossa, tritata finemente (opzionale)
- Succo di 1 limone
- 3 cucchiai di olio d'oliva extra vergine
- Sale e pepe nero q.b.
- Foglie di basilico fresco per guarnire (opzionale)

Procedimento:

1. Preparazione della quinoa:
   Sciacquare bene la quinoa sotto acqua fredda corrente per eliminare l'amido. In una pentola, portare a ebollizione 2 tazze di acqua.

Aggiungere la quinoa sciacquata e lasciarla cuocere a fuoco medio-basso per circa 15 minuti, o finché l'acqua viene assorbita e la quinoa diventa tenera. Una volta cotta, spegnere il fuoco e lasciare raffreddare.

2. Preparazione delle verdure:
Tagliare i pomodori a dadini.
Tagliare il cetriolo a dadini.
Affettare le olive nere.
Tritare finemente la cipolla rossa (se usata).

3. Preparazione della vinaigrette:
In una piccola ciotola, mescolare insieme il succo di limone, l'olio d'oliva, il sale e il pepe nero.
Assaggiare e aggiustare il condimento secondo il proprio gusto.

4. Assemblaggio dell'insalata:
In una grande ciotola, combinare la quinoa cotta, i pomodori a dadini, il cetriolo a dadini, le olive affettate e la cipolla rossa tritata (se usata).
Versare la vinaigrette preparata sopra l'insalata e mescolare delicatamente fino a quando tutti gli ingredienti sono ben combinati e rivestiti dalla vinaigrette.

5. Servizio:

Guarnire l'insalata di quinoa con foglie di basilico fresco, se desiderato.

L'insalata di quinoa con pomodori, cetrioli e olive può essere servita immediatamente o refrigerata per consentire ai sapori di fondersi meglio.

Dosi: Questa ricetta dovrebbe essere sufficiente per 4-6 porzioni.

Calorie: Le calorie possono variare a seconda delle dimensioni delle porzioni e degli ingredienti specifici utilizzati. In media, una porzione di insalata di quinoa con pomodori, cetrioli e olive può contenere circa 200-250 calorie.

Tempo di preparazione: Circa 20-25 minuti.

Buon appetito!

Ecco la ricetta per il petto di pollo alla griglia con salsa di peperoncino e limone:

Ingredienti:

- 4 petti di pollo
- Succo di 2 limoni
- Scorza grattugiata di 1 limone
- 2 cucchiai di olio d'oliva extra vergine
- 2-3 peperoncini rossi freschi, tritati finemente (puoi regolare la quantità a seconda della tua preferenza di piccante)
- 2 spicchi d'aglio, tritati finemente
- Sale e pepe nero macinato fresco, q.b.
- Rametti di prezzemolo fresco per guarnire (opzionale)

Procedimento:

1. Marinatura del pollo:

   In una ciotola grande, mescola il succo di limone, la scorza di limone grattugiata, l'olio d'oliva, i peperoncini rossi tritati e l'aglio tritato.

   Aggiungi i petti di pollo alla marinata e assicurati che siano ben rivestiti. Copri la ciotola e lascia marinare in frigorifero per almeno 30 minuti, o anche per diverse ore per ottenere un sapore più intenso.

2. Grigliatura del pollo:

Preriscalda la griglia a fuoco medio-alto e ungi leggermente la griglia con olio d'oliva per evitare che il pollo si attacchi.
Scola i petti di pollo dalla marinata e scuoti leggermente l'eccesso di marinata.
Cuoci il pollo sulla griglia preriscaldata per circa 6-7 minuti per lato, o finché sia ben cotto e si formino delle belle striature sulla superficie.

3. Preparazione della salsa:
    Mentre il pollo cuoce, puoi preparare la salsa di peperoncino e limone.
    In una piccola ciotola, mescola insieme il succo di 1 limone, la scorza grattugiata di mezzo limone, i peperoncini rossi tritati e un pizzico di sale.
    Assaggia e aggiusta di sale e pepe secondo i tuoi gusti.

4. Servizio:
    Una volta che il pollo è cotto, trasferiscilo su un piatto da portata.
    Versa la salsa di peperoncino e limone sopra i petti di pollo alla griglia.
    Se desideri, guarnisci il piatto con rametti di prezzemolo fresco.
    Servi immediatamente il petto di pollo alla griglia con salsa di peperoncino e limone, accompagnandolo con contorni a piacere.

Dosi: Questa ricetta dovrebbe essere sufficiente per 4 porzioni.

Calorie: Le calorie possono variare a seconda delle dimensioni dei petti di pollo e degli ingredienti specifici utilizzati. In media, una porzione di petto di pollo alla griglia con salsa di peperoncino e limone può contenere circa 250-300 calorie.

Tempo di preparazione: Circa 40-45 minuti (incluse le fasi di marinatura).

Buon appetito!

Ecco la ricette Polpette di tacchino con salsa di pomodoro e basilico:

Ingredienti per le polpette di tacchino:

- 500g di carne di tacchino macinata
- 1 uovo
- 1/2 tazza di pangrattato
- 2 spicchi d'aglio, tritati finemente
- 1/4 di tazza di prezzemolo fresco tritato
- Sale e pepe nero q.b.
- Olio d'oliva per cuocere

Ingredienti per la salsa di pomodoro e basilico:

- 400g di pomodori pelati
- 2 spicchi d'aglio, tritati finemente
- 1/4 di tazza di basilico fresco tritato
- Sale e pepe nero q.b.
- Olio d'oliva extra vergine

Procedimento:

1. Preparazione delle polpette:
   In una ciotola grande, mescola la carne di tacchino macinata con l'uovo, il pangrattato, l'aglio tritato, il prezzemolo fresco, il sale e il pepe nero.
   Forma delle polpette di dimensioni uniformi con le mani e mettile da parte.
2. Cottura delle polpette:

Scalda dell'olio d'oliva in una padella antiaderente a fuoco medio-alto.
Aggiungi le polpette di tacchino nella padella e cuocile per circa 6-8 minuti per lato, o fino a quando sono ben cotte e dorate su tutti i lati. Assicurati che la temperatura interna delle polpette raggiunga almeno 75°C.

3. Preparazione della salsa di pomodoro e basilico:
    In una pentola, scalda un po' di olio d'oliva e aggiungi gli spicchi d'aglio tritati. Cuocili leggermente finché non diventano dorati.
    Aggiungi i pomodori pelati alla pentola e schiacciali leggermente con una forchetta. Aggiungi il basilico fresco tritato, il sale e il pepe nero. Mescola bene e lascia cuocere la salsa a fuoco medio-basso per circa 15-20 minuti, o finché non si addensa leggermente.

4. Servizio:
    Disponi le polpette di tacchino su un piatto da portata e versa sopra la salsa di pomodoro e basilico.
    Guarnisci con foglie di basilico fresco, se desiderato.
    Servi caldo.

Dosi: Questa ricetta dovrebbe essere sufficiente per 4-6 porzioni di polpette con salsa di pomodoro e basilico.

Calorie: Le calorie possono variare a seconda delle dimensioni delle porzioni e degli ingredienti specifici utilizzati. In media, una porzione di polpette di tacchino con salsa di pomodoro e basilico può contenere circa 250-300 calorie.

Tempo di preparazione: Circa 30-40 minuti.

Ecco la ricette guacamole fatto in casa con chips di verdure:

Ingredienti per il guacamole:

- 2 avocado maturi
- Succo di 1 lime
- 1/4 di cipolla rossa, tritata finemente
- 1 pomodoro piccolo, senza semi e tagliato a dadini
- 1 spicchio d'aglio, tritato finemente
- 1 peperoncino verde piccante, tritato finemente (opzionale)
- Sale e pepe nero q.b.
- Coriandolo fresco tritato per guarnire (opzionale)

Ingredienti per le chips di verdure:

- Verdure a piacere (come carote, zucchine, peperoni), tagliate a fette sottili
- Olio d'oliva
- Sale e pepe q.b.

Procedimento:

5. Preparazione del guacamole:
   In una ciotola grande, schiaccia gli avocado con una forchetta fino a ottenere una consistenza liscia.
   Aggiungi il succo di lime e mescola bene.

Aggiungi la cipolla rossa tritata, il
pomodoro a dadini, l'aglio tritato, il
peperoncino verde tritato (se usato), il
sale e il pepe nero. Mescola delicatamente
fino a quando tutti gli ingredienti sono
ben combinati.

6. Preparazione delle chips di verdure:
    Preriscalda il forno a 200°C.
    Disponi le fette di verdure su una teglia
    rivestita di carta da forno.
    Spennella leggermente le fette di verdure
    con olio d'oliva e condiscile con sale e
    pepe.
    Inforna le chips di verdure per circa 15-20
    minuti, o fino a quando sono croccanti e
    leggermente dorati.

7. Servizio:
    Trasferisci il guacamole in una ciotola da
    servire e guarnisci con coriandolo fresco
    tritato, se desiderato.
    Servi il guacamole con le chips di verdure
    croccanti.

Dosi: Questa ricetta dovrebbe essere sufficiente
per 4-6 porzioni di guacamole con chips di
verdure.

Calorie: Le calorie possono variare a seconda delle dimensioni delle porzioni e degli ingredienti specifici utilizzati. In media, una porzione di guacamole con chips di verdure può contenere circa 150-200 calorie.
Tempo di preparazione: Circa 20-30 minuti.
Buon appetito!

Ecco la ricetta del salmone marinato al limone e rosmarino:

Ingredienti:

- 4 filetti di salmone
- Succo di 2 limoni
- Scorza grattugiata di 1 limone
- 2 cucchiai di olio d'oliva extra vergine
- 2 rametti di rosmarino fresco, tritati finemente
- Sale e pepe nero q.b.

Procedimento:

1. Preparazione del marinato:
   In una ciotola, mescola il succo di limone, la scorza grattugiata di limone, l'olio d'oliva, il rosmarino tritato, il sale e il pepe nero.

2. Marinatura del salmone:
   Disponi i filetti di salmone in una teglia o una ciotola poco profonda.
   Versa il marinato sopra il salmone, assicurandoti che i filetti siano ben coperti.
   Copri e lascia marinare in frigorifero per almeno 30 minuti, anche per diverse ore per un sapore più intenso.

3. Cottura del salmone:
   Preriscalda il forno a 200°C.
   Disponi i filetti di salmone marinato su
   una teglia rivestita di carta da forno.
   Cuoci in forno per circa 12-15 minuti, o
   finché il salmone risulti cotto e morbido.
   Assicurati di non cuocere troppo il
   salmone per evitare che diventi secco.
4. Servizio:
   Trasferisci i filetti di salmone su un piatto
   da portata.
   Guarnisci con fette di limone e rametti di
   rosmarino fresco, se desiderato.
   Servi caldo.

Dosi: Questa ricetta dovrebbe essere sufficiente per 4 porzioni di salmone marinato al limone e rosmarino.

Calorie: Le calorie possono variare a seconda delle dimensioni delle porzioni e degli ingredienti specifici utilizzati. In media, una porzione di salmone marinato al limone e rosmarino può contenere circa 250-300 calorie.

Tempo di preparazione: Circa 45 minuti (incluse le fasi di marinatura).

Ecco la ricetta risotto integrale con funghi misti e prezzemolo:

Ingredienti:

- 1 tazza di riso integrale
- 200g di funghi misti (come champignon, shiitake, porcini)
- 1 cipolla, tritata finemente
- 2 spicchi d'aglio, tritati finemente
- 4 tazze di brodo vegetale
- 1/4 di tazza di vino bianco secco (opzionale)
- 2 cucchiai di olio d'oliva extra vergine
- 2 cucchiai di prezzemolo fresco tritato
- Sale e pepe nero q.b.
- Formaggio grattugiato per servire (opzionale)

Procedimento:

5. Preparazione dei funghi:
   Pulisci i funghi con un panno umido e tagliali a fette sottili.

6. Cottura del riso:
   In una pentola grande, scalda l'olio d'oliva a fuoco medio.
   Aggiungi la cipolla tritata e l'aglio tritato e soffriggi fino a quando diventano traslucidi.

Aggiungi il riso integrale e tostalo per circa 2-3 minuti, mescolando costantemente.

Aggiungi il vino bianco secco e lascialo evaporare, mescolando fino a quando il riso è asciutto.

7. Cottura del risotto:

Aggiungi gradualmente il brodo vegetale caldo, un mestolo alla volta, mescolando continuamente e aggiungendone altro solo quando il brodo è stato completamente assorbito.

Continua a cuocere il risotto fino a quando il riso è morbido e cremoso, ci vorranno circa 30-40 minuti.

8. Preparazione dei funghi:

In una padella separata, scalda un po' di olio d'oliva e aggiungi i funghi tagliati a fette.

Cuoci i funghi fino a quando sono dorati e teneri, ci vorranno circa 5-7 minuti.

Aggiusta di sale e pepe nero a piacere.

9. Assemblaggio del risotto:

Una volta che il riso è cotto, aggiungi i funghi dorati e il prezzemolo fresco tritato al risotto.

Mescola bene e assaggia, aggiustando di sale e pepe se necessario.

10. Servizio:

Servi il risotto integrale con funghi misti e prezzemolo caldo, guarnendo con formaggio grattugiato e prezzemolo fresco tritato, se desiderato.

Dosi: Questa ricetta dovrebbe essere sufficiente per 4 porzioni di risotto integrale con funghi misti e prezzemolo.

Calorie: Le calorie possono variare a seconda delle dimensioni delle porzioni e degli ingredienti specifici utilizzati. In media, una porzione di risotto integrale con funghi misti e prezzemolo può contenere circa 300-350 calorie.

Tempo di preparazione: Circa 50-60 minuti.

Ecco la ricetta insalata di avocado, pomodoro e cetriolo con vinaigrette di limone:

Ingredienti per l'insalata:

- 2 avocado maturi, tagliati a fette
- 2 pomodori medi, tagliati a dadini
- 1 cetriolo, tagliato a fette sottili
- 1/4 di cipolla rossa, tagliata a fette sottili (opzionale)
- Foglie di lattuga o insalata mista
- Sale e pepe nero q.b.

Ingredienti per la vinaigrette di limone:

- Succo di 1 limone
- 3 cucchiai di olio d'oliva extra vergine
- 1 cucchiaino di senape di Dijon
- 1 cucchiaino di miele (opzionale)
- Sale e pepe nero q.b.

Procedimento:

11. Preparazione dell'insalata:

    In una grande ciotola da insalata, disponi le foglie di lattuga o insalata mista. Aggiungi le fette di avocado, i pomodori a dadini, le fette di cetriolo e le fette di cipolla rossa (se usata). Condisci leggermente con sale e pepe nero.

12. Preparazione della vinaigrette di limone:

In una piccola ciotola, mescola insieme il succo di limone, l'olio d'oliva, la senape di Dijon e il miele (se usato).
Aggiusta di sale e pepe nero a piacere e mescola bene fino a ottenere una vinaigrette omogenea.

13. Servizio:
Versa la vinaigrette di limone sopra l'insalata appena prima di servire.
Mescola delicatamente per distribuire uniformemente la vinaigrette.
Servi immediatamente come contorno o piatto principale leggero.

Dosi: Questa ricetta dovrebbe essere sufficiente per 4 porzioni di insalata di avocado, pomodoro e cetriolo con vinaigrette di limone.

Calorie: Le calorie possono variare a seconda delle dimensioni delle porzioni e degli ingredienti specifici utilizzati. In media, una porzione di insalata di avocado, pomodoro e cetriolo con vinaigrette di limone può contenere circa 200-250 calorie.

Tempo di preparazione: Circa 15-20 minuti.
Buon appetito!

ESEMPIO di DUE settimane di dieta antinfiammatoria con pasti completi, inclusi le relative calorie:

Settimana 1:

Giorno 1:
Colazione: Smoothie alla frutta con banana, fragole, spinaci e latte di mandorle (250 calorie)
Pranzo: Insalata di quinoa con avocado, pomodori, cetrioli e ceci (400 calorie) Cena: Salmone al forno con asparagi e patate dolci (500 calorie) Spuntino: Mandorle (150 calorie)
Giorno 2:
Colazione: Porridge di avena con mirtilli freschi e semi di chia (300 calorie) Pranzo: Wrap integrale con pollo alla griglia, insalata mista e hummus (450 calorie) Cena: Zuppa di lenticchie con verdure miste (carote, sedano, cipolla) (350 calorie) Spuntino: Yogurt greco con mirtilli (200 calorie)
Giorno 3:
Colazione: Pancakes integrali con frutta fresca e sciroppo d'acero (400 calorie)
Pranzo: Insalata di spinaci con fagioli neri, avocado, pomodorini e semi di zucca (450 calorie)
Cena: Bistecca di tofu alla griglia con quinoa e

verdure arrosto (500 calorie)
Spuntino: Mela con
burro di mandorle (200 calorie)

Giorno 4:
Colazione: Frullato verde con avocado, ananas,
spinaci e latte di cocco (350 calorie)
Pranzo: Salmone alla griglia con insalata mista e
dressing alla senape (450 calorie)
Cena: Pasta integrale con pesto di basilico,
pomodorini e parmigiano (400 calorie)
Spuntino: Carote baby con hummus (150 calorie)

Giorno 5:
Colazione: Frittata con uova biologiche, spinaci e
pomodorini (350 calorie)
Pranzo: Buddha bowl con riso integrale, ceci,
avocado, verdure grigliate e salsa tahini (500
calorie)
Cena: Pollo al curry con verdure e riso basmati
(450 calorie) Spuntino: Mandorle tostate (150
calorie)

Giorno 6:
Colazione: Yogurt greco con muesli, frutta fresca
e semi di lino (350 calorie) Pranzo: Insalata di
farro con fagioli cannellini, pomodorini, olive
nere e rucola (400 calorie) Cena: Salmone al
vapore con broccoli e patate arrosto (450 calorie)

Spuntino: Mela con burro di arachidi (200 calorie)

Giorno 7:
Colazione: Smoothie proteico con banana, proteine in polvere, burro di mandorle e latte di mandorle (400 calorie)
Pranzo: Wrap integrale con hummus, verdure grigliate, avocado e insalata (450 calorie)
Cena: Risotto integrale con funghi misti, spinaci e parmigiano (500 calorie)
Spuntino: Yogurt greco con mirtilli (200 calorie)

Settimana 2:

Giorno 8:
Colazione: Porridge di avena con banana a fette e burro di arachidi (350 calorie)
Pranzo: Insalata di quinoa con ceci, avocado, pomodorini e rucola (450 calorie)
Cena: Bistecca di tofu alla griglia con broccoli e riso basmati (400 calorie)
Spuntino: Mandorle (150 calorie)

Giorno 9:
Colazione: Frullato verde con spinaci, ananas, avocado e latte di mandorle (350 calorie)
Pranzo: Insalata di lenticchie con verdure miste e salsa di tahini (400 calorie)

Cena: Salmone al forno con asparagi e patate dolci (500 calorie)
Spuntino: Yogurt greco con mirtilli (200 calorie)

Giorno 10:
Colazione: Frittata con uova biologiche, spinaci e formaggio di capra (350 calorie)
Pranzo: Buddha bowl con riso integrale, ceci, avocado, verdure grigliate e salsa di avocado (500 calorie)
Cena: Pollo alla griglia con insalata mista e dressing al limone (450 calorie)
Spuntino: Carote baby con hummus (150 calorie)

Giorno 11:
Colazione: Pancakes integrali con mirtilli freschi e sciroppo d'acero (400 calorie)
Pranzo: Insalata di spinaci con fagioli neri, avocado, pomodorini e semi di zucca (450 calorie)
Cena: Pasta integrale con pesto di basilico, pomodorini e parmigiano (400 calorie)
Spuntino: Mela con burro di mandorle (200 calorie)

Giorno 12:
Colazione: Smoothie alla frutta con banana, fragole, spinaci e latte di cocco (300 calorie)
Pranzo: Wrap integrale con pollo alla griglia,

insalata mista e hummus (450 calorie)
Cena: Zuppa di lenticchie con verdure miste
(carote, sedano, cipolla) (350 calorie)
Spuntino: Yogurt greco con mirtilli (200 calorie)

Giorno 13:
Colazione: Porridge di avena con mirtilli freschi e
semi di chia (300 calorie)
Pranzo: Insalata di quinoa con avocado,
pomodori, cetrioli e ceci (400 calorie)
Cena: Salmone alla griglia con insalata mista e
dressing alla senape (450 calorie)
Spuntino: Mandorle tostate (150 calorie)

Giorno 14:
Colazione: Frittata con uova biologiche, spinaci e
pomodorini (350 calorie)
Pranzo: Buddha bowl con riso integrale, ceci,
avocado, verdure grigliate e salsa tahini (500
calorie)
Cena: Pollo al curry con verdure e riso basmati
(450 calorie)
Spuntino: Mela con burro di arachidi (200
calorie)
Questa dieta antinfiammatoria fornisce un'ampia
varietà di nutrienti essenziali e sostanziose ricette
per aiutarti a mantenere uno stile di vita sano e
bilanciato. Le calorie sono approssimative e
possono variare in base alle dimensioni delle

porzioni e agli ingredienti specifici utilizzati. È
 sempre consigliabile consultare un
professionista della salute prima di apportare
cambiamenti significativi alla propria dieta.

Ecco le ricette e i procedimenti per le ricette menzionate nelle due settimane di dieta antinfiammatoria:

Ricetta 1: Smoothie alla Frutta
Ingredienti:
- 1 banana
- 1 tazza di fragole
- 1 manciata di spinaci freschi
- 1 cucchiaio di semi di chia
- 1 tazza di latte di mandorle

Procedimento:
1. Taglia la banana a fette e lava le fragole.
2. Metti tutti gli ingredienti nel frullatore: banana, fragole, spinaci, semi di chia e latte di mandorle.
3. Frulla fino a ottenere una consistenza liscia e omogenea.
4. Versa il frullato in un bicchiere e guarnisci con qualche fragola fresca se desideri.

Ricetta 2: Insalata di Quinoa con Avocado e Ceci
Ingredienti:
- 1 tazza di quinoa cotta
- 1 avocado maturo, tagliato a cubetti
- 1 tazza di ceci cotti
- 1 pomodoro, tagliato a dadini
- Succo di limone
- Sale e pepe q.b.

· Foglie di prezzemolo fresco, tritate

Procedimento:

1. In una ciotola grande, unisci la quinoa cotta, l'avocado a cubetti, i ceci cotti e i pomodorini a dadini.
2. Condisci con succo di limone, sale e pepe, mescola delicatamente.
3. Guarnisci con foglie di prezzemolo tritate fresche prima di servire.

Queste sono solo due delle ricette menzionate. Se hai bisogno delle altre ricette, fammelo sapere e ne fornirò i dettagli!

Ricetta 3: Salmone al Forno con Asparagi e Patate Dolci

Ingredienti:

· 2 filetti di salmone
· 1 mazzo di asparagi, leggermente sbucciati
· 2 patate dolci, tagliate a fette
· Olio d'oliva
· Sale e pepe q.b.
· Erbe aromatiche fresche (rosmarino, timo, prezzemolo)

Procedimento:

1. Preriscalda il forno a 200°C.
2. Disponi i filetti di salmone su una teglia
2. da forno rivestita con carta da forno.
2. Condisci con sale, pepe e un filo di olio

2. d'oliva.
3. Disponi gli asparagi e le patate dolci
    intorno al salmone sulla stessa teglia.
    Condisci con sale, pepe, erbe aromatiche
    fresche e un filo di olio d'oliva.
4. Inforna nel forno preriscaldato per circa
    20-25 minuti o finché il salmone è cotto e
    le verdure sono tenere.

Ricetta 4: Porridge di Avena con Frutta Fresca e
Semi di Chia
Ingredienti:
- 1/2 tazza di fiocchi d'avena
- 1 tazza di latte di mandorle
- 1 banana, a fette
- 1/2 tazza di mirtilli freschi
- 1 cucchiaio di semi di chia
- Miele o sciroppo d'acero (opzionale)

Procedimento:
1. In una pentola, porta a ebollizione il latte
    di mandorle.
2. Aggiungi i fiocchi d'avena e riduci il fuoco.
    Cuoci per circa 5-7 minuti, mescolando
    occasionalmente, finché l'avena è morbida
    e cremosa.
3. Versa il porridge di avena in una ciotola.
    Guarnisci con fette di banana, mirtilli
    freschi e semi di chia.

4. Se desideri, dolcifica con un po' di miele o sciroppo d'acero prima di servire.

Continuo con le altre ricette nel prossimo messaggio.

Ricetta 5: Wrap Integrale con Pollo alla Griglia e Hummus
Ingredienti:
- 1 tortilla integrale
- 100g di petto di pollo alla griglia, tagliato a strisce
- 2 cucchiai di hummus
- Insalata mista (lattuga, pomodori, cetrioli)
- Peperoncino fresco (opzionale)

Procedimento:
1. Scalda la tortilla integrale in una padella antiaderente per alcuni secondi da entrambi i lati.
2. Spalma l'hummus sulla tortilla.
3. Aggiungi le strisce di pollo alla griglia sulla parte superiore dell'hummus.
4. Aggiungi l'insalata mista e, se desideri, peperoncino fresco per un tocco di piccantezza.
5. Arrotola la tortilla e tagliala a metà prima di servire.

Ricetta 6: Zuppa di Lenticchie con Verdure Miste
Ingredienti:
- 1 tazza di lenticchie secche

- 2 carote, tagliate a dadini
- 2 gambi di sedano, tagliati a dadini
- 1 cipolla, tritata
- 2 spicchi d'aglio, tritati
- 1 litro di brodo vegetale
- 1 cucchiaio di olio d'oliva
- Sale e pepe q.b.
- Prezzemolo fresco, tritato (per guarnire)

Procedimento:

1. Sciacqua le lenticchie sotto acqua corrente fredda.
2. In una pentola capiente, scalda l'olio d'oliva a fuoco medio. Aggiungi la cipolla, le carote, il sedano e l'aglio e cuoci per alcuni minuti finché le verdure non sono appassite.
3. Aggiungi le lenticchie sciacquate e il brodo vegetale alla pentola. Porta ad ebollizione, poi riduci il fuoco e lascia cuocere a fuoco lento per circa 30-40 minuti o finché le lenticchie sono morbide.
4. Aggiusta di sale e pepe secondo gusto. Guarnisci con prezzemolo fresco prima di servire.

Continuo con le restanti ricette nel prossimo messaggio.

Ricetta 7: Pancakes Integrali con Frutta Fresca e Sciroppo d'Acero

Ingredienti per i Pancakes:

- 1 tazza di farina integrale
- 1 cucchiaino di lievito in polvere
- 1/2 cucchiaino di bicarbonato di sodio
- 1 uovo
- 1 tazza di latte di mandorle
- 1 cucchiaio di olio di cocco
- 1 banana, a fette
- Frutti di bosco freschi (fragole, mirtilli, lamponi) per guarnire
- Sciroppo d'acero (opzionale)

Procedimento:

1. In una ciotola, mescola la farina integrale, il lievito in polvere e il bicarbonato di sodio.
2. In un'altra ciotola, sbatti l'uovo e aggiungi il latte di mandorle e l'olio di cocco. Mescola bene.
3. Versa gli ingredienti liquidi nella ciotola degli ingredienti secchi e mescola fino ad ottenere un impasto omogeneo.
4. Scalda una padella antiaderente e unta leggermente con olio di cocco.
5. Versa un mestolo di impasto nella padella riscaldata e cuoci fino a quando appaiono delle bolle sulla superficie del pancake.

6. Aggiungi le fette di banana sulla parte
    superiore del pancake e giralo. Cuoci fino
    a doratura da entrambi i lati.
7. Ripeti con il resto dell'impasto.
8. Guarnisci i pancakes con frutta fresca e, se
    desideri, con uno spruzzo di sciroppo
    d'acero.

Ricetta 8: Frittata con Uova Biologiche, Spinaci e
Pomodorini
Ingredienti:
- 4 uova biologiche
- 1 manciata di spinaci freschi
- 6-8 pomodorini ciliegia, tagliati a metà
- Olio d'oliva
- Sale e pepe q.b.
- Formaggio di capra (opzionale)
- Erbe aromatiche fresche (prezzemolo,
  basilico) per guarnire

Procedimento:
1. In una ciotola, sbatti le uova con sale e
    pepe.
2. In una padella antiaderente, scalda un po'
    di olio d'oliva a fuoco medio-alto.
3. Aggiungi gli spinaci freschi alla padella e
    cuoci finché appassiscono leggermente.
4. Versa le uova sbattute nella padella con
    gli spinaci e aggiungi i pomodorini tagliati
    a metà.

5. Cuoci la frittata fino a quando il fondo è dorato e la parte superiore è appena solidificata.
6. Se desideri, aggiungi qualche pezzetto di formaggio di capra sulla parte superiore della frittata.
7. Trasferisci la frittata su un piatto da portata e guarnisci con erbe aromatiche fresche.

Continuo con le ultime ricette nel prossimo messaggio.

Ricetta 9: Salmone alla Griglia con Insalata Mista e Dressing alla Senape

Ingredienti:

- 2 filetti di salmone
- Mix di insalata (lattuga, rucola, spinaci)
- Pomodorini ciliegia, tagliati a metà
- Cetriolini sott'aceto, affettati
- 2 cucchiai di aceto di mele
- 1 cucchiaino di senape di Digione
- 2 cucchiai di olio d'oliva
- Sale e pepe q.b.

Procedimento:

1. Scalda una griglia o una padella grill a fuoco medio-alto.
2. Spennella i filetti di salmone con un po' di olio d'oliva e condisci con sale e pepe.

3. Griglia il salmone per circa 4-5 minuti per lato o finché è cotto a vostro gusto.
4. Nel frattempo, prepara l'insalata mista con pomodorini ciliegia e cetriolini sott'aceto.
5. In una ciotola piccola, prepara il dressing mescolando l'aceto di mele, la senape di Digione, l'olio d'oliva, il sale e il pepe.
6. Condisci l'insalata con il dressing preparato e mescola bene.
7. Servi il salmone grigliato con l'insalata mista condita.

Ricetta 10: Bistecca di Tofu alla Griglia con Broccoli e Riso Basmati
Ingredienti:
- 200g di tofu, tagliato a fette
- 1 tazza di broccoli, tagliati a pezzetti
- 1 tazza di riso basmati, cotto
- Salsa di soia
- Aglio in polvere
- Peperoncino in polvere
- Olio di sesamo
- Semi di sesamo tostati (per guarnire)

Procedimento:
1. Marinare le fette di tofu in una miscela di salsa di soia, aglio in polvere, peperoncino in polvere e un po' di olio di sesamo per almeno 30 minuti.

2. Scalda una griglia o una padella grill a fuoco medio-alto.
3. Griglia il tofu marinato per circa 3-4 minuti per lato o finché è dorato e croccante.
4. Nel frattempo, cuoci i broccoli al vapore fino a che sono teneri ma croccanti.
5. Servi la bistecca di tofu grigliata con i broccoli al vapore e il riso basmati cotto.
6. Guarnisci con semi di sesamo tostati prima di servire.

Spero che queste ricette siano di tuo gradimento! Se hai bisogno di ulteriori dettagli o hai altre domande, non esitare a chiedere!

LISTA DELLA SPESA

Ecco un elenco della spesa con le quantità approssimative degli ingredienti necessari per una persona per seguire le due settimane di dieta antiinfiammatoria:

Frutta e Verdura:

- Banane: 14
- Fragole: 500g
- Spinaci freschi: 500g
- Avocado: 6
- Pomodori: 500g
- Cetrioli: 2
- Asparagi: 1 mazzo
- Patate dolci: 4 medie
- Mirtilli: 250g
- Semi di chia: 100g
- Lattuga mista (lattuga, rucola, spinaci): 1 busta
- Pomodorini ciliegia: 250g
- Carote: 6
- Sedano: 1 gambo
- Cipolla: 2 medie
- Aglio: 1 testa
- Prezzemolo fresco: 1 mazzetto
- Limoni: 2
- Cetriolini sott'aceto: 1 barattolo
- Mele: 7
- Peperoncino fresco: 1

Cereali e Legumi:

- Quinoa: 500g
- Farro: 500g
- Riso integrale: 500g
- Pasta integrale: 500g
- Lenticchie secche: 250g
- Ceci cotti: 400g
- Fagioli neri cotti: 400g
- Fagioli cannellini cotti: 400g

Proteine:

- Salmone: 600g (4 filetti da 150g ciascuno)
- Petto di pollo: 600g (2 petti da 300g ciascuno)
- Tofu: 400g
- Uova biologiche: 12
- Yogurt greco: 500g

Frutta secca e semi:

- Mandorle: 250g
- Burro di mandorle: 250g
- Semi di lino: 100g
- Semi di zucca: 100g
- Burro di arachidi: 250g

Altro:

- Latte di mandorle: 1 litro
- Olio d'oliva: 500ml
- Olio di cocco: 250ml
- Aceto di mele: 250ml
- Senape di Digione: 1 barattolo
- Miele o sciroppo d'acero: 1 bottiglia

- Spezie varie (rosmarino, timo, basilico, pepe nero, aglio in polvere, peperoncino in polvere): a piacere

Ricorda che queste sono stime approssimative e potrebbero variare in base alle tue preferenze personali e alle dimensioni delle porzioni. Assicurati di controllare la tua dispensa per gli ingredienti che potresti già avere a disposizione prima di fare la spesa.

La perdita di peso con la dieta antiinfiammatoria può variare da persona a persona e dipende da diversi fattori, tra cui il metabolismo individuale, l'età, il sesso, l'attività fisica e lo stato di salute generale. Tuttavia, molte persone riportano una perdita di peso significativa quando seguono una dieta antiinfiammatoria, soprattutto se combinata con uno stile di vita sano comprensivo di attività fisica regolare e riduzione dello stress.

La dieta antiinfiammatoria è incentrata sull'eliminazione degli alimenti pro-infiammatori e sull'aumento del consumo di alimenti anti-infiammatori, come frutta, verdura, cereali integrali, proteine magre e grassi sani. Questo tipo di alimentazione può aiutare a ridurre l'infiammazione nel corpo, migliorare la sensibilità all'insulina e favorire la perdita di peso.

Inoltre, molti degli alimenti raccomandati nella dieta antiinfiammatoria sono ricchi di fibre, che possono contribuire a una maggiore sazietà e ridurre il consumo complessivo di calorie. La dieta antiinfiammatoria tende anche a promuovere una maggiore consapevolezza dell'alimentazione e dell'ascolto dei segnali di fame e sazietà, il che può aiutare a prevenire il sovrappeso e l'obesità.

Tuttavia, è importante sottolineare che la perdita di peso sana e sostenibile avviene gradualmente e richiede impegno a lungo termine. È consigliabile consultare un professionista della salute, come un dietista o un nutrizionista, prima di iniziare qualsiasi programma dietetico, soprattutto se si hanno condizioni di salute preesistenti o si sta cercando di perdere una quantità significativa di peso.

Grazie

Spero che questo libro ti sia piaciuto e ti
lasci uno spunto utile.
Lasciaci una recenzione .
Mirko&Giulia
B/N

The Colors